知的生きかた文庫

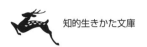

1万人の脳を見てわかった！
「成功脳」と「ざんねん脳」

加藤俊徳

三笠書房

はじめに

すべては「脳の使いかた」ひとつで決まる！

――これが、30年以上にわたって脳研究をしてきた私の結論です。

「脳の使いかた」と聞いて、みなさんはどんな想像をされたでしょうか？

勉強法、記憶術、発想法、あるいは速読のような特殊な技術を想像される方もおられるかもしれません。たしかにそれらも脳の使いかたには違いないでしょう。しかし、それよりも大切なことが見落とされています。

現実問題として、同じように努力する人がいるのに、だれもが等しく成功できないのはなぜでしょうか。勉強熱心で人一倍真面目に仕事に取り組む人がみな成功し、人生を謳歌《おうか》できるかといえば、そうではありません。

「どうせ学歴がないから、出世なんて望めない」

「がんばっても認められない。なんであいつは運がいいだけで評価されるんだろう」

「自分は気が小さいから、大きな仕事なんてできやしない（だからお金も稼げない）」

こうした悩みに苦しむ人が、なぜこれほど多いのでしょうか。

それは心の弱さでもなければ、**生来《しょうらい》の性格のせいでもありません。「勉強」では決して解決することのできない、脳のクセ**なのです。

私は14歳で「脳に秘密がある」と興味を持ってから、脳を知ること、人間を知ることだけを一途に追い求めてきました。

「脳」がすべてを司《つかさど》っている——悩みや苦しみ、あるいは人生の成功ですら、すべてはこの未知なる器官《きかん》によって生み出されているのに、そのことをこれまで多くの人々は真正面から受け入れようとはしませんでした。

現代の医学でも、脳の病気の有無を調べる検査はしても、その人の脳の個性を診断しようとはしません。「まさに今活動をつづける脳にどんな個性があるのか？」また、「どうすれば自分の脳を変えて成長できるか？」を教えてはくれませんでした。

その疑問に答えることが私の脳研究の根幹であり、追い求めてきた「脳の使いかた」なのです。そしてようやく、これまで私自身が築いてきた独自の脳科学技術などによって、人生を劇的に変える「脳の秘密」を解き明かすことができたのです。

仕事での成功も、豊かで幸せな人生を送れるかどうかも、すべては「脳の使いかた」ひとつで決まる——この本は、私自身がもがき苦しんだ20代の頃に知っておきたかった、人生を成功に導く「正しい脳の使いかた」について書いたものです。

それをひと言でいうなら、

「他人につけられるスコアではなく、自分で自分にスコアをつけて脳をデザインする」

ということです。言い換えれば、これはかねてから私が追究してきた「ざんねん脳」から「成功脳」への転換を図ることにほかなりません。

学校を卒業して何もかもが自由なはずなのに、学歴や他人の評価ばかりを気にして萎縮《いしゅく》してはいないでしょうか？　環境が悪い、運が悪いと言っては、うまくいかないことを他人のせいにしてはいないでしょうか？

思い当たるのは何も若い人だけではないはずです。

残念ながら、30代、40代の方でも、「ざんねん脳」からの卒業を果たしていないばかりに大きな悩みを抱えている人が多いのです。**他人の評価ばかり気にして、自分らしい生きかたをできてない——これこそが多くの人々を苦しめる脳のクセ**なのです。

まずは、それに気がつくことがスタートです。

脳は驚くほど高い適応力を持っています。

自分を低く見積もれば、脳もあなたのその意志に合わせて成長をやめてしまいます。何もかもうまくいっているように見える人たちも、最初からすべてが順調だったわけではありません。ツラく厳しい状況にあるときでも、自分の脳の成長を信じた人、必死に自分を発見しようとした人だけが、後に自分の個性を大きく開花させることができたのです。

そのために必要なことは、ちょっとした意識や習慣、いわば「小さな気づき」「小さな刺激」です。ほんの小さな変化の積み重ねが自分の行動を変え、やがて自分の脳を変えます。そしていずれは他人の行動をも変えていくのです。

脳の成長にとって重要なのは、「知識」ではなく「経験」です。

「小さな気づき」が、あなたの〝経験＝日常のすべて〟を脳の成長に変えるのです。

この法則こそ、20歳の頃の私が、今の私自身から教えてほしかった成功への近道です。

あなたも本書で紹介する、成功脳になるための5段階のステップを実践して、ぜひ自分らしく輝くことのできるワクワクした毎日をつかんでください。

Step 1
「好転力」で、不利な状況をプラスに変える

Step 2
「決断力」で、ブレない意志を獲得する

Step 3

「理解力」で、自分も相手も深く知る

Step 4 「進化力」で、新たな自分をつくる

Step 5

「習慣力」で、日常すべてを成長に変える

本文イラストレーション　ヤギワタル

序章

すべては〝脳の使いかた〟ひとつで決まる

01

1万人の脳を見てわかったこと

○

成功脳の人は

「小さな気づき」で自分を大きく変えられる

×

ざんねん脳の人は

努力しても自分を変えられないと思っている

私は脳の限りない可能性を追求し、脳を成長させる健康医療を実践する「脳の学校」の代表をしながら、加藤プラチナクリニックでは、医師としてこれまでに1万人以上の脳を診断してきました。

脳診断を受けたいという人の職業や目的はさまざまです。

「自分の強みと弱みを知って仕事に活かしていきたい」という経営者、「職場の人間関係に悩んでいる」というビジネスパーソン、「自分の性格を変えたい」と悩む学生さん、あるいは自分の脳に強く興味を持つその道のプロフェッショナルや芸能人、スポーツ選手などなど。

生前の胎児から104歳までと年齢は幅広く、かつ同じ人の**脳の「成長」を時系列で診ているというのは、病気だけの治療を目的とした医療機関との大きな違い**でしょう。

現在は成人した私の長男も、彼が3歳のときから脳を定期的にMRIで診断しています。これは、おそらく世界でもっとも長期にわたって同じ人間の脳を複数回撮影している例だと思います。

これらの脳診断を通じてわかったことは、脳の使いかたしだいで「人生は劇的に変えられる」ということです。

■「脳のクセ」を知るだけで、人は大きく変わることができる

以前、もう何年も引きこもっているという10代後半の男性が、ご家族に連れられて相談に来ました。

私は撮影したばかりの脳画像を彼に見せ、一つひとつの脳部位を指しながら、彼が無限ループのようにぐるぐると同じことに悩んできた理由を客観的に伝えました。

「キミは脳の左前の部分だけが突出して成長しているんだよ。ここは脳の思考と感情にかかわる部分で、つまりは〝考えて落ち込む〟というループにしか脳を使えていないということ」

その日は、私と会話どころか、目を合わせようともしなかった彼ですが、ご家族によれば翌日には登校し、今では何事もなかったかのように学校にも通って、日々勉強に励んでいるということです。

何も特別なアドバイスをしたわけではありません。周囲の多くの人々の説得やカウ

ンセリングに通っても変わることのなかった彼にどんなことをしたのか、ご家族は非常に不思議だったようですが、私は彼自身が「どんな脳の使いかたをしてきたか」そして、「今の脳の使いかたをどう変えればよいか」を脳診断の結果をもとに説明しただけです。なぜここまで劇的に変わるのかは、正直私もわかりません。ただ、**人は自分の「脳のクセがわかる」と、自ら変わることができるのです。**

たとえば目の前にあるペットボトルは、視覚を通じた映像があることで「ペットボトル」だと認識し、納得できます。それに対して悩みというのは実体がない、うまく言葉になっていないから、いつまでも解決できないだけです。脳画像を客観的に見て、その輪郭をとらえることで正体を把握し、今までやってきたことや悩んできた理由が腑《ふ》に落ちるのでしょう。

つまり、脳を通じて自分自身を知ることができれば、悩みの正体を認識し、納得できるのです。脳にとっては、たったこれだけの「小さな気づき」でも、人は大きく変わることができるのです。

■ 答えの出ない悩みは、脳を変えてから見直す

さまざまな悩みを抱えて私のもとを訪れる方は少なくありません。

学校にしろ、会社にしろ、人間関係や競争社会でうまくいかずに悩んでいる人の場合、その人の性格や心の問題だととらえられがちです。しかし、先のケースのように「なぜ自分は悩みから抜け出せないのか、どんな脳の使いかたをすればよいのか」が理解できれば、心の問題もおのずから瞬時に解決できてしまいます。

たしかに、「翌日から別人のように変わった」という例は極端なものかもしれません。しかし、1カ月から1年ほど脳のトレーニングをしてから再度撮影すると、弱点だった部位の神経線維（白質）が太くなり、実際に脳の変化を見ることができます。最短では2週間でも脳の変化を確認しています。

だから私は、悩んでいて自分がどうすべきかを決められない人に対しては、「数カ月トレーニングをして、脳が変わってから判断するといいですよ」と話すこともあります。

トレーニングによって脳が成長すると、世界の見えかたや物事のとらえかたがまったく変わるからです。

繰り返しますが、悩みの正体は、その人の心の弱さでもなければ、性格の問題でもありません。脳の使いかたにあるのです。

脳については、このほかにも誤解されていることがあります。

たとえば、

「もう年だから、今さら脳を鍛えてもしかたがない」

「あの人とは頭のつくりが違うんだから、自分は頭が悪くてもしかたがない」

とよく耳にしますが、そんな事実はありません。

脳はトレーニングをすれば生涯成長しますし、いつ始めても「遅すぎる」ことはないのです。

■「脳番地」のいびつさが、悩みの原因になる

脳は「3Dの履歴書」といってもいいでしょう。

脳は1000億個以上の細胞で構成されていますが、ひとつにまとまった大きな臓器ではなく、同じような働きをする脳細胞が町内会のような小さな集団を形成し、それが連携することで機能しています。

私は脳の成長と老化をくわしく調べ、脳全体の機能（働き）ごとに、左右合わせて約120の集団に分類しました。そして、この成長や老化の異なる集団を「脳番地」と呼ぶことにしました。

場所によって働きが異なる脳を1枚の地図に見立て、その働きごとに「住所（番地）」を割り振ったのです。

この120の脳番地を機能別に大きく分けると、26ページの図に示した8系統の脳番地に分類できます。図は脳を左側から見た断面図ですが、それぞれの脳番地はいずれも右脳、左脳にまたがっています。

これについての詳細は拙著『脳の強化書』（あさ出版）や、株式会社「脳の学校」の公式サイト（https://www.nonogakko.com）を参照していただきたいと思いますが、ここでは脳を大まかに理解するための8つの脳番地を簡単に紹介しておきます。

●前頭葉にあり、アウトプットにかかわる脳番地

思考系脳番地……思考や判断に関係する脳番地

感情系脳番地……感性や社会性に関係する脳番地

伝達系脳番地……話したり伝えることに関係する脳番地

運動系脳番地……身体を動かすことに関係する脳番地

●その他の場所にあり、インプットにかかわる脳番地

聴覚系脳番地……耳で聞くことに関係する脳番地

視覚系脳番地……目で見ることに関係する脳番地

理解系脳番地……物事や言葉を理解するのに関係する脳番地

記憶系脳番地……覚えたり、思い出すことに関係する脳番地

※感情系脳番地はアウトプットだけでなくインプットにもかかわる

8つに分けられる「脳番地」

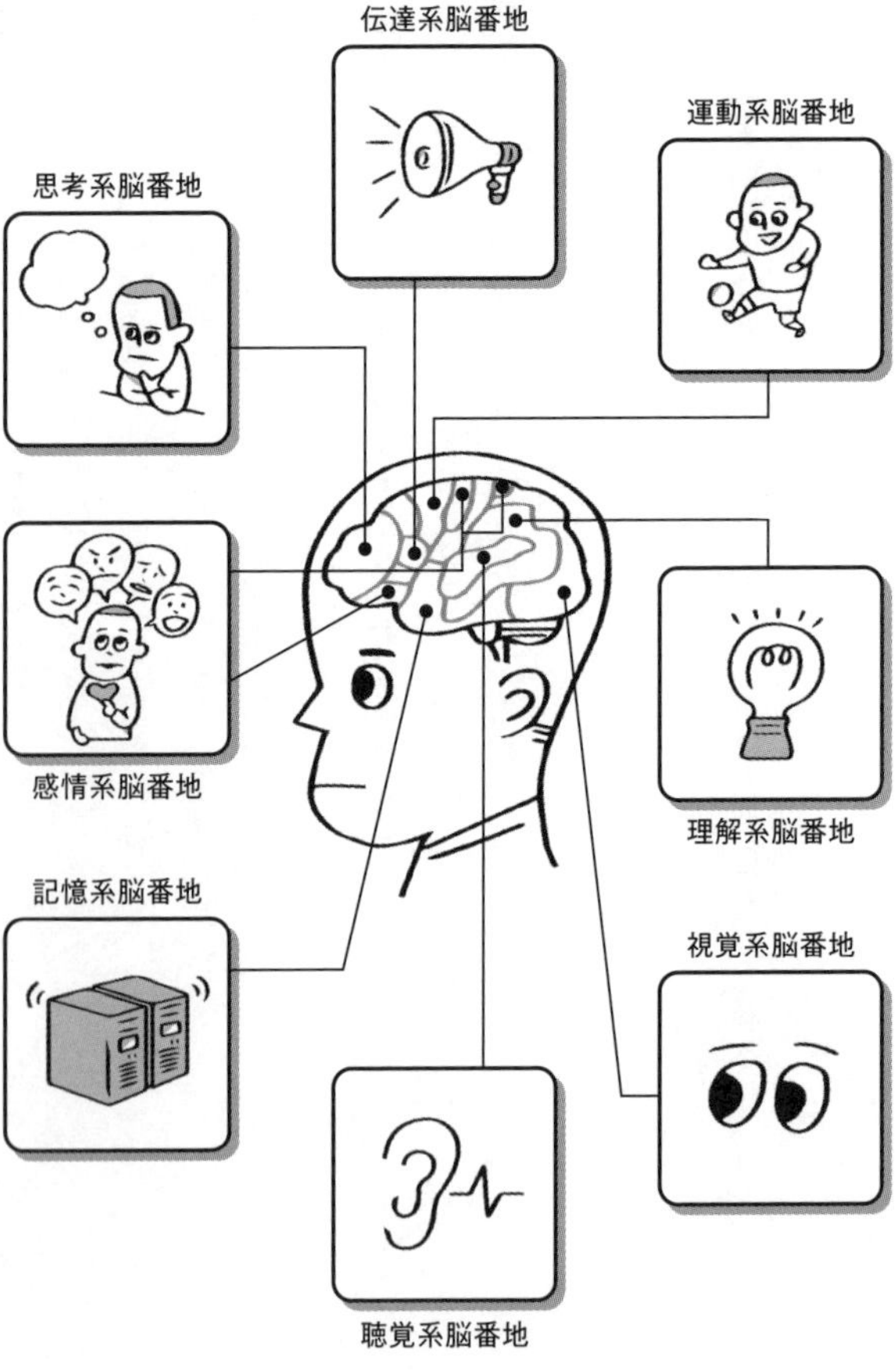

わかりやすく単純化していうと、自分の頭に情報を取り入れるインプット系の脳番地は頭の後ろと側面に、逆に入ってきた情報を処理・加工して表現していくアウトプット系脳番地は頭の前面（前頭葉）にあります。

これら脳番地の発達がいびつであることや、各番地の連携がうまくいかないことで、他人の感情ばかりに振り回されたり、自分の気持ちをうまく伝えることができないなどの問題が生じます。その結果、人間関係がギクシャクしてしまうなどの悩みのループに陥ってしまうのです。

■脳番地が伸びるとは「神経線維」が太く育つこと

ところで、脳が「成長する」ということがどういうことなのかを簡単に説明しておきましょう。これは、脳を樹木にたとえて考えていただくとわかりやすいと思います。

この枝にあたる部分を白質（神経線維）といいますが、日光や水や栄養をたくさん与えた樹木のほうがよく育つのと同様に、脳の白質もよく使われるほど太く育っていきます。人間の筋肉がウェートトレーニングによって太くなるのとも似ています。

脳を見ると、その人の個性や、これまで何をしてきたかがわかるというのは、この枝の発達具合を見て把握するのです。相手の体つき（筋肉の太さ）を見て、ある程度のことが想像できるのと同じです。たとえば太ももが発達しているスポーツマンを見たら、競輪選手かスピードスケートの選手ではないかと類推できます。少なくともその部分を鍛える生活を送ってきたことは間違いありません。

得意なこと、不得意なことは、本人の話を聞くよりもＭＲＩを見るほうが一目瞭然です。

左ページの脳画像（2点）は、同じ女性の脳の思考系脳番地と視覚系脳番地を通過する水平断面の枝ぶりを、29歳のときと30歳のときで比較した画像です。著者自身の国際特許を用いた脳画像であり、脳の個性を診断するために使っています。

黒く描出されている脳番地は、太く育っていることを示しています。

この女性は、物事の判断を過去の自分自身の経験をもとに考えてしまう脳のクセがあり、29歳で最初にクリニックに来たときは、脳画像にも後方の右脳の「視覚系脳番地」が弱いということがはっきり現れていました。そこで、目で見たものをしっかり

同じ女性の脳の成長過程

左　右

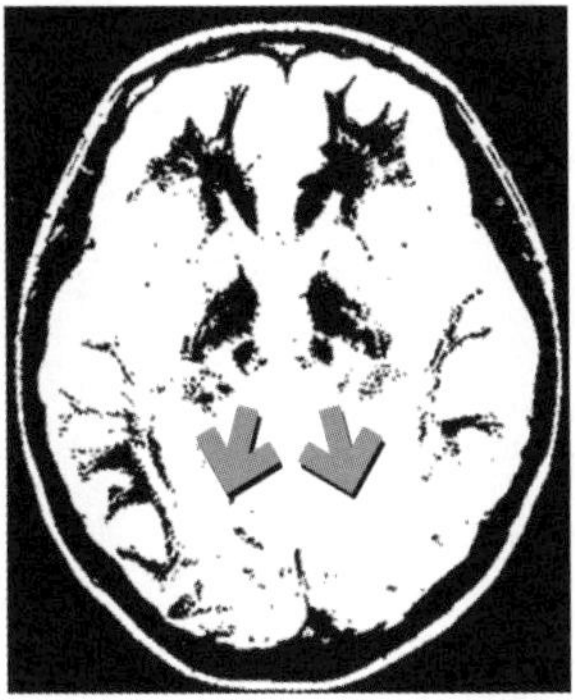

【29歳】

右脳の視覚系脳番地を伸ばすために目で見た「事実」をじっくり確認・分析することを意識し、成長がはじまった。

左　右

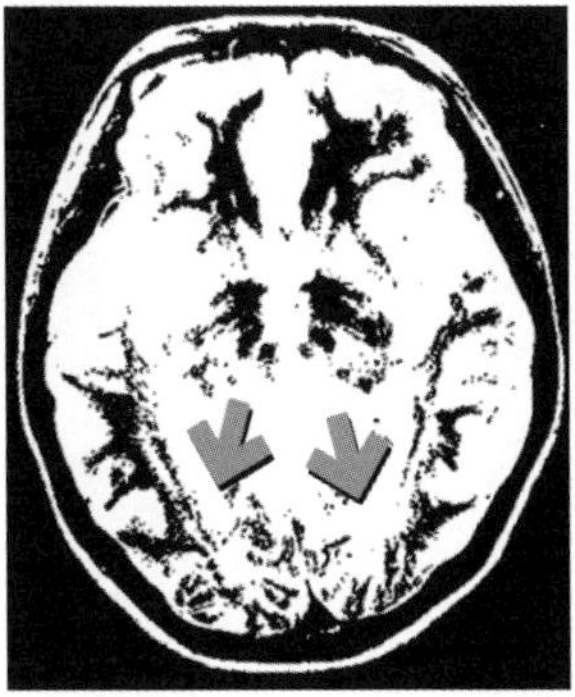

【30歳】

左右の視覚系脳番地の成長が見られ、本人も事実にもとづいた論理的な話し方ができるように成長した。

把握、理解、分析することを意識して生活をしてほしいとアドバイスをしました。

そして1年後、結果は、下段の画像からも明らかなように、脳の後方の左右の視覚系脳番地がしっかり成長しています。このケースの場合、私が指示したのは「意識すること」だけでした。意識ひとつであっても、そこから得られる「小さな気づき」が増えることで、たった1年間でこれほど脳は成長するのです。

女性自身も脳の変化と並行して、資料を見て「事実」に基づいた論理的な話しかたができるように成長しました。ですから、あなたも自分の中に「小さな変化」を起こして、自分の脳にブレークスルーを起こしてほしいと思います。

だれでもやれるこの平等な力が、あなたの脳にも宿っているのです。

成功脳になる
正しい脳の使いかた！

小さな気づきを積み重ねる

02

将来進むべき道に迷ったら…

○

成功脳の人は

道は自分自身で拓《ひら》く

×

ざんねん脳の人は

人と同じ道を選ぶ

具体的な「脳の使いかた」の説明に入る前に、少し私自身のことをお話しします。

私はこれまで医師として、また科学者としても希有《けう》な経歴をたどってきました。小児科医として現在でも活動するかたわら、通常なら他の専門医に任せる放射線科領域の脳画像診断、内科領域の認知症の診断と治療、精神科領域の発達障害の診断と治療も自ら行なっています。さらには脳科学者として、現在、世界700施設以上で使われている脳計測技術ｆＮＩＲＳ（フェニルス）を発見して国内外の特許を取得し、そのｆＮＩＲＳとはまったく分野の異なるＭＲＩでも国際特許を取得しました。ＭＲＩの世界的な施設を有する米国ミネソタ大学では6年間、日本でも東京大学、慶應義塾大学で脳科学の研究活動を行ないました。

通常、医学部を卒業すると、その後の研修期間で内科、外科、小児科、眼科、放射線科など特定の専攻科を選びます。いったんひとつの専攻科を選ぶと、別の科に異動することは容易ではありません。仮に大学院などに進み、別の専攻科に異動したとしても、研修期間に習得した専門技術を捨てて新たな専攻とすることがほとんどです。つまり、私のように臨床家として複数の医学科目にまたがり、かつ同時に科学者としても2つ以上の異なる分野に精通することは、ほとんど不可能なことだと同業者なら理解できるでしょう。

しかし振り返ると、この経歴を私自身が意図して歩んできたかというと、そうではありません。このような経歴になったのは、私の中の「小さな気づき」から始まっています。

■「すべては脳に秘密がある!」

今でこそ「加藤式脳画像診断法」(脳相診断)を通じて、一流の経営者や各界のプロフェッショナルにアドバイスする私ですが、子どもの頃は決して学業優秀だったわけではありません。小学校2年生のとき、教師との面談で、私が知的障がいではないかと指摘され、母が青ざめて帰宅したことがありました。そのときの祖母と母とのやり取りを陰《かげ》から見聞きして、これは何とかしなければ……と思い立ちました。

ところが、勉強して成績を上げるほどの知恵はなく、まずは運動会の50メートル競走で1番になって家族を喜ばせようと体を鍛えることにしたのです。それから8年が経った中学3年の夏、私は陸上競技で新潟県1位を目指すスポーツ少年になっていました。砲丸投げと3種競技の練習に、日が暮れるのも忘れて打ち込んでいた私は、あるとき、砲丸を投げた瞬間、まわりの情景が止まって見えました。錯覚かと思いましたが、それ以降、記録が2メートルも伸び目標の県大会での優勝も果たしたのです。思い返せば、いわゆる〝ゾーン〟に入った瞬間だったのでしょう。

「身体能力も、脳の使いかたで大きく伸ばすことができる……脳に秘密がある！」

私の脳科学者としての経歴は、この「小さな気づき」から始まりました。県大会の砲丸投げで優勝し、全国大会への出場権も手にしましたが、すでに心は医学部進学に傾いていました。「医学部に行けば、脳を知ることができる」と考えたのです。

しかし、これは私の妄想だったことが、26歳、つまり医学部6年のときに判明しました。ですから、医学部の卒業式では「6年間の無念さ」しか記憶に残っていません。

心理学や宗教、哲学、瞑想、占星術、脳波に至るまでかじってみたものの、医学部在学中には私が望んだ「脳の秘密」は見つけられなかったのです。「2浪までした医学部進学の選択が、もしかして間違っていたのか？」との疑問が脳裡をかすめました。

そこで、いったん自分の問題から離れて、「ここまでの歩みは、祖父母、両親、妹、親戚の協力なくしては無理だった」ことに目を向けました。視点を自分以外に向けたことで、医師として聴診器を使って患者と向き合っていないことと、未だ自分で研究していないことの2つの事実――つまり、まだ医師として学ぶべきことがあるということに気がついたのです。

■もやもやしていた分野にあえて進む

その結果、在学中にもっとも成績の悪かった小児科の大学院に進み、丸暗記してもよくわからなかった赤ちゃんの発達過程を直接自分で確認することと、いったん大学院に進学して、脳の探求をあきらめるのは先延ばしにするという決断をしました。

「自分は間違っていたのかもしれない」という不安は、「他人と同じ歩みをたどることができない」というものだったのです。2浪もしたおかげで、**「人と同じ歩みをしない勇気」**だけは身についていたのでしょう。そうして大学卒業後、小児科医として現場に出て3カ月も経たないとき、不思議なもので今度は逆に「もしかしたら自分は医師に向いているかもしれない」と思うようになりました。

座学は相変わらず苦手なままでしたが、現場に出てみれば知識だけでは務まりません。小児科といえども、赤ちゃんとのみ接していると思いきや、両親、祖父母など家族に子どものことを聞いたり、説明することも大仕事なのです。この幅広い年齢の人たちに苦もなく対応できるためには、もはや丸暗記の世界ではなく、自分の目と耳で情報を得て診断する必要があるのです。これは本当に得意分野だと確信したものです。

もはや脳への探求は脇に置いて、小児科医としての現場に没頭する日々でしたが、聴診器を使って患者に向き合うことで、子どもの体は、放射線診断学を通して画像から「脳」を知ることが重要だという実態が明らかになってきました。そして再び「脳」への興味を抑えきれなくなったのです。

こうして小児科医、脳画像診断医、内科医、臨床心理学と、これまでの分野を横断する医師として、また、脳の実態をとらえるための画像診断技術を開発・研究する科学者としての活動を広げていくことになったのです。

■自分の脳にブレークスルーが起こる「正しい脳の使いかた」

繰り返しになりますが、私はこれまで医師として1万人以上の脳診断と治療をしてきました。ここまでに述べたように私の脳診断には患者を直接治療する臨床現場に必要な知識、そして脳研究者としての知見が網羅されています。

脳画像の中に異常を発見しようとして見るだけではなく、脳の使いかたをじっと2時間以上、ときには数日かけて分析してきました。さらに、本人とは少なくとも2時間以上の面談を、場合によっては複数回重ねて、どのトレーニングが脳を成長させるのか、一人ひとりの人間と向き合い、その人の脳やその人生にどんな変化があるのかを丹念に確かめてきました（通常の放射線科医なら、20万人ほどの画像診断をします。しかし、画像のみを分析するだけでなく本人と接しなければわからないことがあるのです）。

このように、画像のみを分析する従来の放射線医学診断の常識を選択せず、あくまでも脳画像の本人の人生と向き合って、よりよい生きかたを模索する道を選んだことで、14歳の頃から願ってきた「脳を鍛えるための脳医学」を自分で確立してきたのです。

実は、医学部では得られなかった脳の知識は、まだどこにもなかったのです。どこにもないということに気がつくまでに、14歳から12年間かかってしまいました。

しかし、もし私が従来型の医学診断法を選択したら、その後の履歴はまったく違ったものになり、59歳になった今も、獲得したかった脳の情報は得られず、脳を成長させる健康医療を実践する「脳の学校」を設立することもなかったかもしれません。

人と違う道を選んだからこそ、「どこにもなかったもの」をつかむことができたのです。しかし、最初はその選択を、だれもほめたり協力したりすることはありません。人は慣れていないことを即座に鋭く理解することはできないのです。時間が人々の理解力を推進してくれるのです。

こうして独自の「加藤式脳画像診断法」(脳相診断)を通じて得た結論が、はじめに述べた「すべては〝脳の使いかた〟ひとつで決まる!」というものなのです。

成功脳になる
正しい脳の
使いかた!

勇気を持って、人と違う道を選ぶ

03 なぜ東大卒のトップエリートが伸び悩むのか？

○

成功脳の人は

自ら行動し、脳をバランスよく使う

×

ざんねん脳の人は

「指示待ち」になり、自らアクションを起こせない

「正しい脳の使いかた」を理解していただくために、脳診断の例を紹介しましょう。

私は以前、テレビ番組の企画でAKB48のメンバーの脳診断を行なったことがありました。芸能界のことはくわしくありませんが、「AKBグループ総選挙」でセンターポジションを競うことになるようなスター候補は、脳を診た時点で予想できました。

エンターテインメントの世界では、人気を決める要素はひとつだけではありませんが、**リーダーとして頭角を現す人は「伝達系脳番地」がよく発達しています。**コミュニケーション能力に優れ、トークがうまいことが脳からわかります。言葉への愛着が強いのです。

また、上位メンバー全員にいえることですが、彼女たちは歌って踊らなければいけないので、「運動系脳番地」だけでなく右脳の「思考系脳番地」も発達していました。しぐさや行動のかわいさに敏感で、「感情系脳番地」も使っています。

それまで私は恥ずかしながらAKBとはABCの間違いかなと思うほど歌謡界に疎《うと》かったのですが、エンターテイナーとしてファンを楽しませるための工夫や努力、プロとしての強い意志と感性が養われている様子が脳から見てとれました。

別の観点になりますが、グループとしての戦略も見事でした。トップ7のメンバー構成を見ると、彼女たちの脳の個性が少しずつ違っていて、8つの脳番地の得意な部分、不得意な部分をそれぞれのメンバーが補い合うような布陣になっていました。

若いのに自分のこだわりが確立している人、記憶力がとても高い人、物事をあいまいなままでも理解できてしまう人、しゃべりに強い人——私が見た当時のＡＫＢ48は、チームとしてうまく機能する理由が一目瞭然でした。

■勉強ができる東大生の脳タイプ

次は、うまくバランスがとれていない例です。

東大生のように学業成績のよい人の脳は、左脳の側頭葉がとても発達しています。というのも、そもそもこの部分が成長していないと、まず言葉の知識不足のために試験に合格できないからです。また、勉強し続ける意志の強さも重要ですから、「思考系脳番地」は左脳・右脳ともに発達しています。「ああでもない、こうでもない」「こうも考えられる、いや別の考えもありうる」などと延々と思考できる脳を持っています。

彼らは「聴覚系脳番地」も発達しています。聴覚が強い人は、授業を聞いているだけで記憶できます。耳から聞いたことを記憶するシステム（道路）が、脳の中にできあがっているのです。「聴覚系脳番地」と「記憶系脳番地」は同じ側頭葉にありますが、連携がうまくできなければ聞いただけで記憶の回路が働くことはありません。

言葉を耳で聞いて記憶できるという開路が発達していれば、勉強は授業中だけで完結します。ところが、聴覚が悪いと記憶できず、黒板を見るか、自分で本を読む必要があります。授業の9割は先生のしゃべりで構成されていますから、耳で聞いてその場で覚えられれば効率よく時間を使うことができます。もし、耳からの記憶力が悪ければ、授業以外でもたくさん勉強（予習・復習）をしなければいけないというわけです。時間が経てば記憶した内容が薄れていくことは、大脳の生理的な働きですから、最初に多く記憶している人のほうが暗記が得意なのは当たり前なのです。

■指示待ち型の脳タイプは、社会でつまずく

では、成績優秀なのに社会に出るとつまずく人がいるのはなぜでしょうか？

典型的なのは「指示待ち型の脳」です。

学生時代に成績優秀で勉強が得意だった人でも、先生から与えられた課題だけをひたすらこなすのがうまいだけでは「指示待ち型」の脳になってしまいます。

指示待ち型というのは、会社などで「指示される仕事」「与えられる仕事」をしているうちに、自分からアクションを起こせなくなってしまうことです。

勤め人にはそういう人が多く、外見からはわからなくても脳を見ると左脳の思考系脳番地の枝ぶりが弱いという特徴があります。そうすると物事を計画することができず、計画したことを行動に変えることもできません。つまり、**実行機能が弱い**のです。

先の東大生の例のように「聴覚系脳番地」「記憶系脳番地」は発達しているのに、社会でうまくいかない原因は、こうしたアンバランスの脳タイプになっているからです。

成功脳になる
正しい脳の使いかた！

いろいろなことに挑戦してまんべんなく脳を使う

04 社会に出て成功するには？

○

成功脳の人は

「正しい脳の使いかた」を知っている

×

ざんねん脳の人は

知識の豊富さで勝負しようとする

指示待ち型に関しては、実は程度の差こそあれ、多くの若者にこの傾向があります。というのも、幼少期から十数年も学校に通い、テストでよい点を取ることを是として教育されてきた脳は、学校生活や試験に適した部分ばかりが発達しています。

これが、私が「ざんねん脳」と呼んでいるものです。

日本人は、幼稚園から始まって高校卒業までの約15年間、さらに6年制の大学、4年制の大学院まで進めば、最長約25年間を日本の教育システムのなかで過ごすことになります。

この日本の教育システムは、国民の平均的学力や規律意識の高さなどを見ると、世界に類例がないほど素晴らしいものです。それは日本国の大きなアドバンテージであり、かつての高度経済成長を支えた土台でもありました。

その一方で、日本の教育システムは誤解も生みました。

時代によって多少の変遷はありますが、知識偏重の詰め込み教育のなかで与えられたメニューを効率よくこなし、テストで高い点数を取り、よい大学に進んでよい会社に入ることが、将来の社会的成功と豊かな暮らしを保証してくれる――という誤解です。

「テストで高い点数が取れる」という「ざんねん脳」としての成功体験が、そのまま社会で通用するという国民相互の洗脳が行なわれていたわけです。

それでも、社会が安定し、経済が右肩上がりに成長していった時代、そして平均寿命が今ほど長くはない時代であれば、日本の教育システムは有効でした。つまり、自分の知力を高めさえすれば、周囲の環境と調和しなくても人生をうまくやり過ごせるという甘い砂糖水のような思想です。

しかし、グローバル化が進み、経済成長も期待できず、人生80年の超高齢化社会ともなるとそうはいきません。学歴や知識詰め込み型の優秀さだけでは、50歳まではとてももちません。いや50歳どころか、学校を出て会社に入ってもうまく適応できない人が増加しています。

砂糖水に外から塩分がどんどん加わってきたのです。自分を甘く育てることも必要かもしれませんが、塩加減を誤れば、人生の味わいがまったく変わってくるのです。実際に塩加減どころか、風向きさえ変わってきています。たとえば、名門校出身ならば世界でも通用すると考えるのは妄想です。冷静になって現実に照らしてみれば明らかです。すでに、東大生ですら就職に苦労しているという現実があります。その大きな理由は、多くの企業人が「学歴や知力だけの優秀さ」を信じなくなっているからでしょう（実は、学校自体がそう考えていて、危機感を持っています）。

時代と共に、知識が豊富なだけの「ざんねん脳」をつくる教育システムは使い勝手が悪くなり、その弊害がより強く現れる社会になっているのです。

ＩＴ時代になってから、だれでも最新の知識をインターネットから得られるようになっています。世界もどんどん変わっていきます。そうすると、記憶力がよくて知識（古い情報）が豊富で処理能力が高いだけの価値は低くなり、ファジー（あいまい）なことをファジーなまま理解して結果を出せる人が求められます。

たとえば、

・コミュニケーション能力が高くて、他人から好かれる人
・複数の情報のなかから優劣をつけられる（リスクマネジメントができる）人
・想定外のことに対応できる人
・自分自身で課題を設定して成長できる人

などです。

知識は、ボタンひとつでネットから得られる時代です。豊富な知識が詰まっただけの「見せかけの優秀さ」よりも、それらの知識をうまく使えるように脳番地がバランスよく育った「真の優秀さ」が一層の価値がある時代になっているのです。

逆にいえば、勉強が得意ではない人でも、「間違った劣等感」にさいなまれる必要はありません。

「正しい脳の使いかた」という点では、運動ができる、絵が描ける、歌が得意、コミュニケーションがとれる、人から好まれる、感情をコントロールできる、仕事がテキパキとこなせる——といった自分の個性、特徴を際立たせることも価値があります。

他人と比較して学生時代の優秀さを誇ったり、学歴コンプレックスに悩んで立ち止まったりすることは意味がないのです。

大切なのは、自分自身でどのように脳をデザインするかです。これからの行動を変えることで、社会で成功するための脳に変えていけばいいのです。

それさえ理解できれば、脳は驚くほど柔軟に、あなたの意志に沿って成長してくれます。

■仕事の半分以上は「言葉」になっていない

ざんねん脳から成功脳へと変えるためには、学生時代の「まず知識から入る」こととは別の、脳の使いかたを知る必要があります。それは「言葉より先に自分で体験して、問題を見つける」ということです。

たとえば一流大学を卒業した新卒社員が、入社3年ほどで仕事に行き詰まり、辞めていくケースがあります。

なぜそうなるのかというと、**ざんねん脳タイプの人は、文字や言葉で説明されたことを理解するのは得意ですが、「周りの状況を察知する」とか「見て盗む」とか「まず行動する」とか「身体で覚える」といった非言語系の脳の使いかたをしてきていないことが多い**からです。

脳番地でいうと、「理解系」や「思考系」が発達している一方で、「視覚系」「運動系」が発達していないのです。

この世の中は、最初から言葉になっているものは実は多くありません。たとえば、いざ仕事が始まったあとは「この文章（マニュアル）を読みなさい」という具合に指標となるものがありますが、始まる前の作業（チームづくり、場づくり、企画の発案など）は、言葉にはなっていません。

また、社会の仕組みは試験勉強とは違い、あらかじめ正解がわかっていることはまずありません。そのため不測の事態が起こりますから、その都度、マニュアルや前例を参照するわけにもいきません。

そうした言葉になっていない情報を視覚などから受け取り、どのように理解し判別するかが問われるのです。**成功者といわれる人ほど、こうした非言語情報の感度が優れている**のです。

■この5つのステップで「成功脳」を育てる

「はじめに」で述べたように、「ざんねん脳」から「成功脳」への転換は、「他人につけられるスコアではなく、自分で自分のスコアを決める」脳の使いかたを身につけることです。

本書ではそのために、次の5つのステップを用意しました。

Step1では、**不利な状況をプラスに変える「好転力」**を獲得する脳の使いかた。不利な状況を環境のせいにせず、むしろ脳を成長させるチャンスとして取り込んでしまうための考えかたを解説します。

Step2では、**ブレない意志を獲得する「決断力」**を獲得する脳の使いかた。脳は成長の準備をするために、非常に揺らぎやすいものです。それを把握し、他人に流されない、ブレない脳をつくることを目指します。

Step3では、**自分も相手も深く知る「理解力」**を獲得する脳の使いかた。社会生活にもっとも重要な、他者とのコミュニケーション能力を高めるには自分や相手をよく知ることが重要です。そのための「理解力」の磨きかたを解説します。

Step4では、**新たな自分をつくる「進化力」**を獲得する脳の使いかた。文字通り、脳を進化させ、「体験」を脳の成長につなげるための方法を解説します。

Ｓｔｅｐ5では、**日常のすべてを成長に変える「習慣力」**を獲得する脳の使いかた。いつまでも脳の成長をつづけるために取り入れたい「習慣」について解説します。

これら5つのステップで「正しい脳の使いかた」を身につければ、必ずあなたの人生を劇的に変えることができます。

成功脳になる
正しい脳の使いかた！

「ざんねん脳」を「成功脳」に変える、5つのステップを実践する

Step 1

「好転力」で、不利な状況をプラスに変える

05

今いる環境で何ができるか？

○

成功脳の人は
会社や職場のよいところを見て
成長材料にする

×

ざんねん脳の人は
会社や職場の悪いところを見て
不満をためる

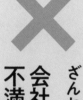

ここからは「正しい脳の使いかた」Ｓｔｅｐ１です。

その1番目は、何事にも手を抜かずにプラスになることを探すこと。今、目の前にあることに対して、自分のできるかぎりの努力をして、少しでも自分を向上させるための考えかたです。

脳は、「これ以上は考えられない」というところまで使ったときに、その枝ぶりが一番伸びやすく、逆に、何事にも「この程度でいいや」と腹八分目の努力を繰り返している人は成長できません。

脳は、その脳番地をよく使うことで「ごく軽度の低酸素状態」になったときに、グリア細胞（神経細胞＝ニューロン以外の細胞）が活発に働いて、白質を強くするのです。

このことは、筋力トレーニングやスポーツに真剣に打ち込んだことのある人にはイメージしやすいと思います。重りをつけて走るとか、マスクをつけたままランニングするといったように、限界まで肉体を追い込んだときに筋力も持久力も成長します。

脳も同じです。だから、とくに若いうちは、要領よく立ち回ってその場しのぎの手の抜きかたを覚えるよりも、自分の能力を最大限に使って、目の前の課題＝トレーニングのつもりで臨むことが大切です。

とはいえ、「これ以上は考えられない」というところまで使う——といっても漠然としていますので、たとえば何をどうするか考えるときには、「選択肢を10個以上考える」といった具体的な数字を入れたルールをつくっておくとよいでしょう。

そこまでやったら、手を抜かずに考え抜いた——という指標にするのです。

■今いる環境で最大限の成長を志す

就職した会社や職場が自分の思っていたものと違っていた、あるいは行きたい部署に配属されなかったというケースはよくあります。

みなさんのなかにもそういう境遇の人がいることでしょう。いや、実はほとんどの人がそうかもしれません。しかし、置かれた環境のせいにしてグチをこぼすのは、自分の脳の成長をとめてしまう行為です。

正しい脳の使いかたができている人は、その環境において「自分はどんな成長ができるか」を考えます。

たとえば、あなたのやりたいことが企画や商品開発だったのに、営業部に配属されてしまったとします。そこでやる気をなくして、あるいはすぐに辞めてしまうからと投げやりな態度で働くのではなく、「ここで学べること、手に入れられるものは何か？」を考えるのです。

どんな業種でも、商品を開発するにあたって、実際にそれを売ることによって学べること（消費者のニーズや、物が売り買いされる現場の空気、他業界との人脈など）など、とらえかたによっては自分のやりたいことに活かせる部分はたくさんあります。

結果的にその会社を辞めるにしても、そこで身につけられることを身につけて辞めないともったいないのです。縁があって入った会社ですし、人生の貴重な時間とエネルギーを使って働いた会社なのですから。

となると、問題になるのが、その職場にある「自分にとっての資源」を正しく見極める力をどう磨くかということです。

その能力を高めるには、**視覚系脳番地**を伸ばすことです。

視覚系脳番地は、

①周囲の状況を的確に見る（観察する）能力
②動く物を的確にとらえる能力
③目の前にあるものが価値あるものかどうかを見極める目利き力

の3つの能力に関係しています。

正しい脳の使いかたができている人は、その環境で何が成長につなげられるかを、視覚系脳番地を働かせて的確にとらえているのです。

■夢実現のカギは、「ピンチを打開できる脳」にある

これまでの話を別の言葉で表現すれば、**夢を実現できる人とは「不遇な状況に置かれても、どうしたらそれをプラスに変えられるかを考える人」**、つまり「ピンチを打開できる脳を育てている人」だといえます。

どんな環境にもよい点と悪い点があります。悪い点に目を向けるのではなく、自分がそこにある資源（利点）を最大限に使うためにはどうすればいいか？ を考えて行

視覚系脳番地が働く3つの能力

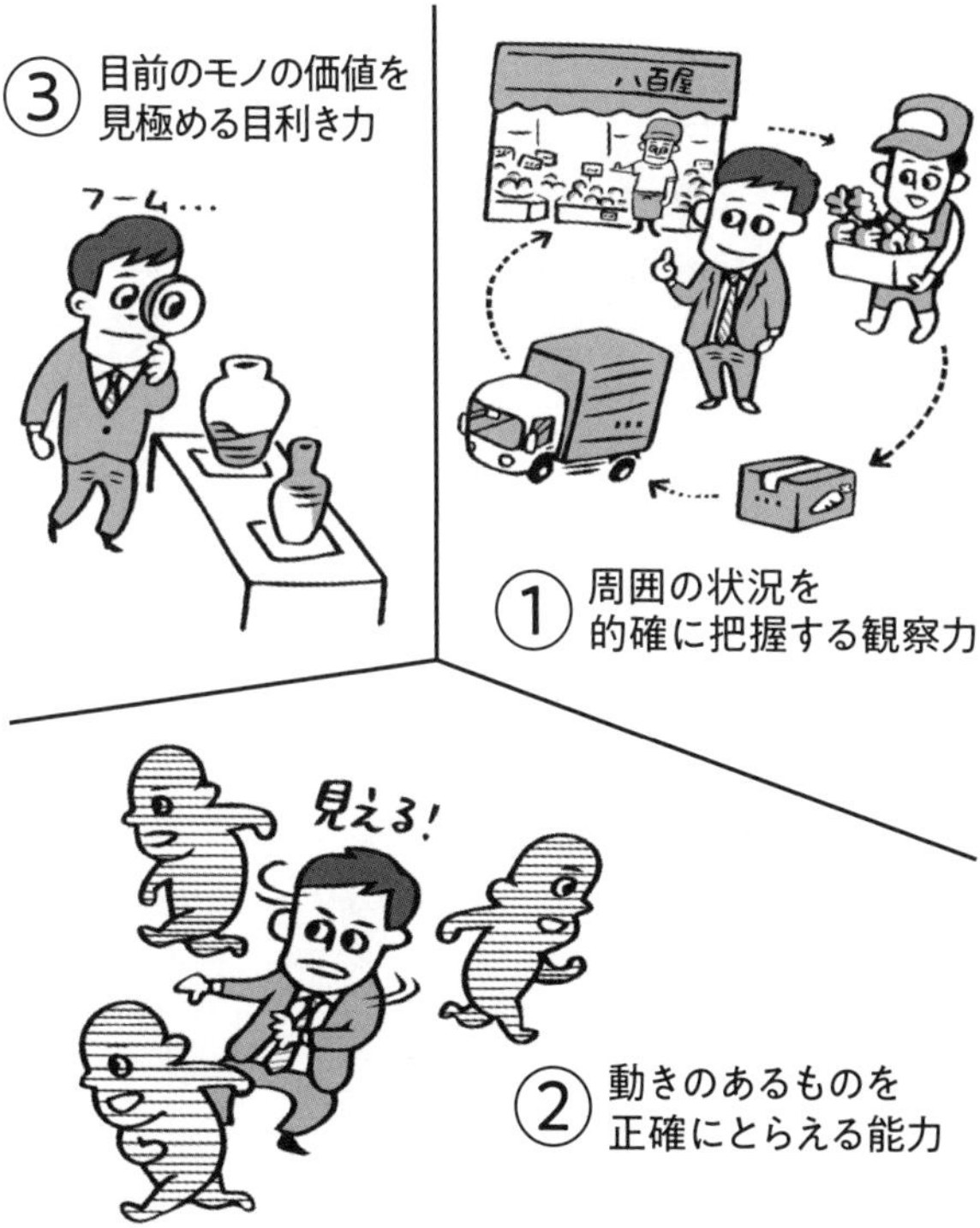
③ 目前のモノの価値を
見極める目利き力
フーム…
八百屋
① 周囲の状況を
的確に把握する観察力
見える!
② 動きのあるものを
正確にとらえる能力

職場にある「資源」を正しく見極められれば
脳の成長につながる

動しましょう。

実際、私はそうしてきました。

私は26歳で医学部を卒業すると、１年目に昭和大学医学部小児科に入局、その１年目の終わりに急性肺炎を患い、２カ月間入院して療養することになったあと、千葉県鴨川市にある亀田総合病院（編注＝私立としては日本最大級の基幹病院）で未熟児・新生児医療、アレルギーの専門外来など小児科医として３年間臨床経験を積みました。そこでの診察は倒れそうなほど多忙でした。多いときには年間１０００人の患者さんをひとりで受け持ち、外来を週５単位こなし、救急車で未熟児の救急搬送も行ないながら、月の半分以上も病院に泊まっていました。

この肉体的にも限界に近い状態を３年間も過ごせたのは、27歳だったときに、そこで、ＭＲＩという画期的な診断装置と出合ったからです。寝不足のあまり過労死が頭をよぎるほどでしたが、「多くの患者さんを診ることが、自分の研究にも役立つじゃないか。そのためにもがんばろう」と考えかたを変えたのです。

このような激務をこなしながら子どもの脳と体の成長を目《ま》の当たりにして、毎日、脳みそがブレークスルーを起こしていたのだと思います。脳の探求をもう一度志し始め、並行して独学で脳の勉強を始めました。

また、このとき、激務のなかにあっても**「本当に自分のやりたいこと」を考える時間を持つと、頭の中がクールになるのが実体験としてわかった**のは収穫でした。使う脳番地を変えることで仕事に対する見かたも変わったのです。

夜くたびれて、ファミリーレストランでひとり食事をしながら、MRIの論文を読み始めると再び頭の中が冴えわたり、寝不足が吹き飛び、元気が回復している自分にまたびっくりしたものです。こうして年2回の盆暮れの休みを返上して、国際学会での論文発表をこなし、国際的な学術進歩に追いつくための努力をしました。

■その環境でしかできないことを全力でする

そして、30歳（1991年）のときに亀田総合病院から国立精神・神経医療研究センターに移りました。私の様子を察した先輩の先生たちが、転職に導いてくれたのです。

新しい職場には、私の欲しいもの（脳研究に必要な設備やコンテンツ）が民間病院以上に整っていました。着任後は研究に没頭し、現在、世界700以上の研究施設で使われている「fNIRS（フェニルス＝近赤外線を頭皮に照射して脳の活動を計測する装置）」を発明し、実験にも成功することができました。この発見は、神様からの贈り物と思えるほどうれしいものでした。14歳から志した脳の研究が、ようやくその16年後に子どもの脳機能までも知るための手がかりとして結実したのです。

今振り返れば、前の職場である亀田総合病院時代に、脳疾患の神経専門外来ではなくアレルギー専門外来で重篤な症状の患者さんたちと向き合わなければ、これらの発見はなかったとすら思えます。「少しでもよくなるようにしてあげたい」と真剣に考え続ける経験を積んだことや、「同じ病気は存在しない。風邪でさえも一人ひとり症状が違う」とわかったことなどの、臨床現場での経験は非常に有益なものでした。

そして、その多忙な診察をこなしながら研究をつづけていたことが、次のチャンスにつながりました。

不思議なことはつづくもので、1992年、31歳のときに発表した「脳血流を利用しないMRIによる脳機能画像法」が、2003年にノーベル生理学医学賞を受賞したポール・クリスチャン・ラウターバー博士の目にとまり、お会いしたこともないのにファックスが届き、親しくさせていただくことになったのです。

このように、与えられた環境の中で最大限の目標を見つけることができるか、逆に、やる気をなくしてクサってしまうかで人の運命は大きく分かれます。**自分の最大限が、気がつかない間に周りの環境をも変えていく**のです。

あなたも、今いる環境での最大限を見つけてください。職場に対して不満があっても、満足していても、自分にとっての最大限（それが給料や休暇の多さでもいいと思います）を見極めておくことは、とても大事です。

そうした脳の使いかたができるようになれば、どんな環境であっても、そこでの最大の成果を上げられるようになります。

成功脳になる
正しい脳の
使いかた！

今ある資源（利点）を最大限に使うためにはどうすべきかを考える

06

「仕事がしんどい」とき…

〇

成功脳の人は

状況は常に変化すると考える

✕

ざんねん脳の人は

今のツラい状況がずっとつづくと考える

「仕事がつまらない。こんな状況がずっとつづくなんて耐えられない」

「こんなイヤな上司や先輩の下で働き続けるなんてありえませんよ」

こんなグチをこぼす人が大勢いますが、**正しい脳の使いかたができている人は、現状だけを見て悲観的になることはありません。**「常に状況は変化する」ことを前提に物事を考えることができるのです。

仮にあなたの仕事や職場がつまらなくても、あるいはイヤな上司や先輩がいるとしても、それはあくまでも〝今の時点〟でそうだというだけであって、目の前の状況は刻々と変化していきます。

たとえば、ある日突然、仕事のコツを発見して仕事が面白くなるかもしれませんし、お客さんから感謝されて仕事にやりがいを覚えるかもしれません。もしかしたら春の人事異動でイヤな上司がどこかに飛ばされ、代わりにステキな異性が配属されるかもしれないのです。

世の中はさまざまな要素や仕組みが複雑に絡み合っています。物事（自分を取り巻く状況と言い換えてもいいでしょう）はひとつの状態にはとどまらず、変化し続けます。

「行く川の流れは絶えずして、しかも本《もと》の水にあらず。よどみに浮かぶうたかたは、かつ消えかつ結びて久しくとどまるためしなし――」

『方丈記』の有名な一節で鴨長明が言ったように、川の水も、泡も、時間も、人も、自分も、他人も、物事も、社会も――どんどん変わっていくのです。だから、**今は自分に不利な状況が生じていても、それだけにとらわれて思考停止してはいけません。**

■「今」の視点だけでなく「未来」の視点でも考える

しかし、多くの人々はこうしたことがなかなか理解できません。実体験が少ないと、時間軸で物事を見ることができないのです。だから、苦しいことがあると、今の状況がこの先もずっとつづくと考えてしまいます。

たとえば20年しか生きていない人は、20年のスパン（時間の幅）でしか物事を見ることができません。40歳は40年のスパンで考えてしまいますし、50歳と60歳とでは10年の差だけ見えるものが違います。１００歳の人の言葉に重みがあるのは、それだけ長い「時間軸」で世の中を見ているからでしょう。

しかし経験がなくても、人間の脳にはそうした「時間軸」で物事をとらえる能力が備わっています。科学者がよい例ですが、自分が経験していないにもかかわらず、科学的根拠に基づいて、世界を客観的に見られるのです。

たとえばダーウィンの進化論もそうですし、地球環境の変化、天体の運行などもそうですが、何千年も何万年もさかのぼって考えることができ、逆に未来を予測することもできます。

■10年後によいことが起こる環境をつくっておく

今がツラいという理由だけで投げやりになってしまうのは、思考を停止していることと同じです。「時間軸」で目の前の状況がどう推移していくかを感じ取り、いざチャンスが来たときに対処して逃がさないことです。

私の専門領域でいうと、私が医師になる直前までは、身体内部の詳細な画像診断にはＣＴ（Ｘ線による撮影）が使われていました。そこにＭＲＩという新しい技術が登場したのです。

今でこそ一般的な診断方法として普及している技術ですが、当時は新しいばかりで

問題が起きたら長い「時間軸」でとらえる

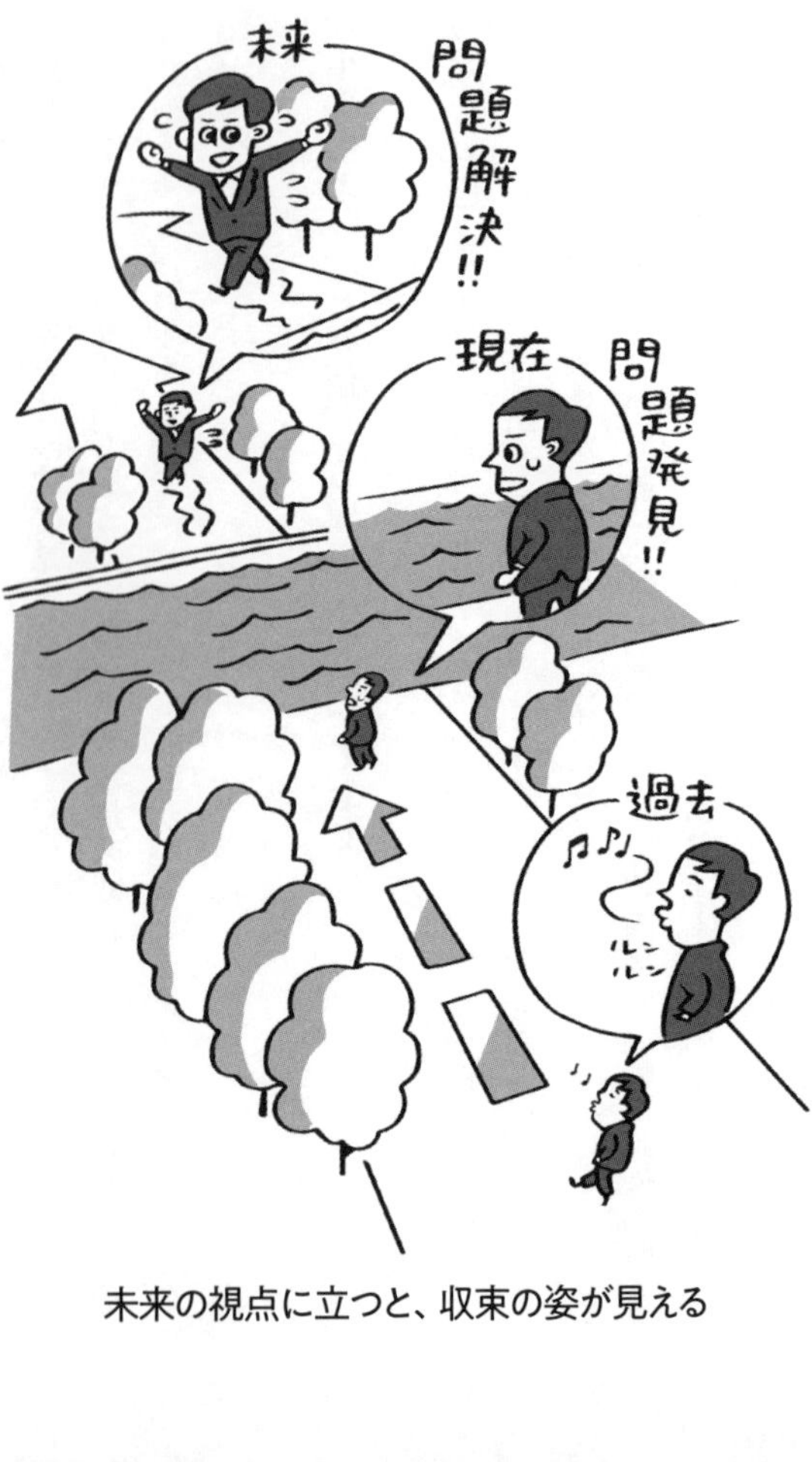

未来の視点に立つと、収束の姿が見える

明確なメリットはだれも知りませんでした。しかし、私は「この技術は将来、自分の研究にとって非常に有意義なものになる」と予測して、だれよりも早く知識をどんどん吸収しました。一方、CTに慣れている上司や先輩たちは、どんなメリットがあるかまだわからないMRI診断よりも、経験も豊富で慣れているCTからなかなか離れることができませんでした。「慣れている」CTだけで満足していれば、現在の仕事にもつながることはなかったと思います。

そこで私たちができることは、**10年後、20年後の将来も見据えての環境を今からつくっておくこと**です。物事の収束する様子を思い描いてみるのです。

成功脳になる
正しい脳の
使いかた！

現時点の判断ではなく、長い目で見て考える

07
追い込まれても冷静でいるには？

〇 成功脳の人は
「聞く耳」を育てている

× ざんねん脳の人は
他人の意見には耳をかさない

先ほど、その環境の最大限を見極めることや時間軸でとらえることで、できるだけ自分の視野と選択肢を広げましょうと述べました。

ただし、自分が今どんな状態にあるのかを客観的にとらえていくのは、だれにとっても難しいことです。それは私も同じです。

それほど自分自身の変化に気がつくのは難しいことなのです。気づかないうちに本来の自分とは違う判断や振る舞いをしてしまった経験に思い当たる人も多いはずです。

そんなときに頼りになるのが、信頼できる他人が洩らす客観的な声です。

あなたのことを長年見ている人や、人生を長いスパンで見られる人、あなたとは利害関係のないところから助言してくれる人たちの声に素直に耳を傾けるのです。

ところが、そんな貴重なフィードバックを大事にしない人がいます。

「事情を知らない家族に話したところでどうせわからない」

「いつも頓珍漢《とんちんかん》なことを言ってくるから……」

と言っておろそかにして、一方で同じ会社の人間などとグチをこぼし合い、傷をなめ合っていては、変化に気がつくことからますます鈍感になっていくだけです。

アドバイスをくれる人が、自分の仕事や現在抱えている悩み事について具体的に知

っているかどうかは重要ではありません。まったく専門外の人たちであっても、本来の自分をよく知っている人たちの反応はとても参考になるのです。

■自分でも気がつかない変化を教えてくれる人

脳を上手に使っている人は、家族や長年の友人の感想に素直に耳を傾けています。それは客観的な視点を忘れないためなのです。

私は仕事のことを身内に相談することはないのですが、母親が私の話を聞いていて「あれ、なんか焦りすぎてない?」と言われたことがあります。もちろん仕事についての詳細や自分の考えを説明したわけではありません。それでも、母親はなぜ「焦りすぎ」と感じたのか? 今の自分の何を聞いて、その言葉が出てきたのか?――と考えるきっかけになりました。

母親のように、一番長く私のことを見てきた人は、私の性格や行動の起こしかたを熟知しています。長い経過のなかの現状を見て「今のあなたは急ぎすぎだ」「今まではそんなに急いでいなかったでしょ?」という違和感を持っているわけです。

そこで我に返って、今自分の置かれた状況を分析してみると、自分にはまだそのつもりがないのに、ビジネスパートナーの都合で事業展開を急がされていた――といった事実に気づくことになったのです。

母親はほかにも「あなたは今、他人に対して横柄になっていない？」とか「最近、疲れているんじゃないの？」などと、自分自身では気がつかない変化を伝えてくれるので、私は常にそれを「自分を振り返るチャンス」ととらえています。

■利害関係なく助言してくれる人を3人持つ

あなたも、そんなふうに助言してくれる存在を、できれば3人はつくっておいたほうがいいでしょう。家族や親戚のほかにも、仕事や学校の先輩、かかりつけのお医者さん、長年通っている飲食店のご主人などでもいいと思います。

本来の自分を客観的に確認するのは、だれにとってもとても難しいことです。だからこそ、自分のことを長く見てくれている人たちの意見を聞き、わが身を振り返るのです。最終的にどうするかは自分で判断すればいいのです。大事なのは、あなたが判断するための情報を増やすということです。判断を誤らないためにも、事態の背景を分析できる客観的な選択肢を持っているかどうかで差がつきます。

窮地に追い込まれているときほど、自分自身が頑《かたく》なになりそれに気がつけません。ふだんから「聞く耳を育てておく」ことが、追い込まれた状況でも冷静でいるための一助になるのです。

成功脳になる
正しい脳の
使いかた！

自分を客観的に確認できる助言者を増やす

08

「やる気が出ない」仕事とどう向き合うか？

○

成功脳の人は

面倒な仕事でも成長の機会にする

×

ざんねん脳の人は

面倒な仕事はさける

みなさんのなかには、「どうしてもやる気の出ない仕事しかない」とか「もっとやりがいのある仕事をしたい」とクサっている人もいるでしょう。

しかし、私に言わせれば、それは大きな勘違いです。

脳の成長から見れば、「やらされ仕事」だったり、自分がやりたくないような面倒な仕事のほうがいいのです。役職でいえば、管理職ではなく、平社員だからいいのです。

だからこそ夢に向かって成長できます。**やらされ仕事は最高です。**

その意味を理解したら、あなたは成功に大きく近づきます。

逆にいうと、この答えをわかっていない人、不満を抱いて低いモチベーションで働いている人は、残念ながら一生うだつが上がらないことになるかもしれません。

「面倒な仕事の最大の利点」とは、それ自体が最高の脳トレになるということです。

■飲み会の幹事は全力でやりきる

たとえば接待の手配とか、飲み会の幹事とか、上司の酒に付き合うとか、花見の場所取りとか——「こんなことも自分の仕事なのか？」と思うような指示があなたに回ってきたとしましょう。

うんざりする気持ちもわからないではありませんが、そうした指示をこなしているうちに、**ふだんは積極的に使わない、さまざまな脳番地が強制的に使われる**ようになります。いつもとは違う仕事や面倒な作業に取り組んでいるときには、ある意味で一番脳を使うので、その状況がアイデアやヒントを生みます。これによって脳は鍛えられ、バランスよく育つのです。

しかも、やらされ仕事をしながら社内外のいろいろな人と交流していると、玉石混《ぎょくせきこん》淆《こう》のさまざまな情報がたくさん集まります。そのなかから自分に役立つ情報を取捨選択して、将来につなげていけばいいのです。組織の中で一番下っ端のつもりで、上下区別なく情報を仕入れるほうが脳は伸びます。

一方、いつも楽をして、自分のやりたいように働いたらどうなるでしょう？　苦手な脳番地が動きませんから、脳もいびつなままです。

もともと優秀な人であっても、立場が上になり、現場を離れるなどして楽をするようになると、必ず劣化していきます。世の中のサラリーマンが上司に対して感じる不満は、こうしたところにも原因があるのです。

ただし、やらされ仕事を文字通り、ただ単に言われたことだけをやって漫然と働いていてはいけません。言うまでもなく、指示待ち型の「ざんねん脳」を鍛えるだけになってしまうからです。

■「やらされ仕事」には、自分で課題をプラスする

大事なのは、**指示を正確にこなしながらも、そこに自分を成長させるための課題を入れていくこと**です。

たとえば、あなたが上司から何かの文章を書くように指示されたとします。

このときに、言われたことは仕事としてきちんとこなすけれども、その文章を書くための情報収集や勉強は、将来自分のためになるように主体的に行なう——といったことを心がけるのです。そうすれば脳をイキイキと使うことができるし、まんべんなく伸ばすことができるでしょう。

やらされ仕事をきっちりこなしてさえいれば、正当な報酬が得られます。やらされ仕事がある間は、その仕事以外は自由時間なのです。役員になり、やらされ仕事どこ

ろか、いくらやってもすべて〝やるべき仕事〟になると、自由な時間がなくなります。
新しい発想のための時間がどんどん削られ、脳がマンネリ化してきます。
やらされ仕事のほうが、脳がアイデアに満ちるチャンスなのです。

成功脳になる
正しい脳の
使いかた！

「やらされ仕事」ほど、成長のチャンスだと考える

09

がんばっても「認めてもらえない」とき…

○

成功脳の人は

相手とは違う土俵で努力する

×

ざんねん脳の人は

相手の土俵でがんばる

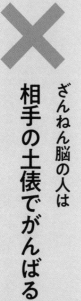

「がんばっても認められない。上司が認めてくれない」という不満、あるいは「経験豊富な上司や先輩たちに太刀打《たちう》ちできない」といった悩みでもいいのですが、そうした人が年配の上司から一目置かれるようになるために一番手っ取り早い方法があります。

それは、相手が持っていないものを身につけることです。仕事に関連する分野の新しい情報や、自分の仕事に応用できる別の分野のノウハウなどをいち早く学ぶのです。つまり、会社（職場）では教えてもらえないことを自分で学んでいくのです。社会の変化が激しい時代には、そうした情報のニーズがますます高くなっていきます。

上司に対して大きなアドバンテージになるような、そして外の世界でも評価されるようなスキルを見つけて、いち早く身につけましょう。上司に勝つというよりも、上司と違った点で優れるというモチベーションを持って、自分で自分を教育するのです。

私の場合は先ほど書いたように、ＭＲＩの画像診断技術がそうでした。ＣＴに慣れ親しんだ先輩たちは、新しい世代の技術習得のスピードにまったくついてこられなかったのです。にもかかわらず、経験豊富な上司や先輩たちはその事実に気づいていませんでした。実際にまだはじまったばかりの分野だったのに「ＭＲＩは将来、やることなくなるよ」とまで耳打ちした人もいました。どこかの時点で気づいたとしても、認めたくなかったのかもしれません。その分野でのいろいろな経験を積んでいることが利点なのは間違いありませんが、知らないことが有利になる、逆に経験が邪魔になるケースもあります。

相手よりも自分のほうが若く、経験が少ないからといって、必ずしもそれがハンデになるとはかぎらないのです。

■上司は「大切な先生」

情報や知識を分類すると、次のようになります。

①上司や先輩が持っていて、自分は知らない情報
②上司や先輩が持っておらず、自分が持てば仕事で有利になる情報
③上司や先輩が持っておらず、仕事には直接関係のない情報（趣味など）

一般的に人は①の「上司や先輩が持っていて、自分は知らない情報」に注意が向いてしまい、「自分なんてまだまだダメだな」と劣等感を持ってしまいます。その部分で勝負しているかぎり、経験の多い人には勝てません。

勝つために重要なのは、上司や先輩の持っていない情報を知っていることですが、ただし「仕事に関係のない情報」をいくら集めてもまったく評価されません。「へえ、物知りだな」「つまらないことをよく知っているな」といった感想で終わってしまうでしょう。

あなたが仕事で成功したいのなら、②の「自分が持てば仕事で有利になる情報」を見極める必要が生じます。この情報をいかに増やすかが勝負です。

もし自分が持ってきた情報・知識が、その組織にとって必要である場合、他の同僚は自分に聞くしかないのですから、どんどん自信がつきます。その努力をつづけていけば、すぐに成功するでしょう。

もっとも、趣味などの仕事には直接関係のない情報が役に立たないかといえば、そんなことはありません。

たとえば人間は同じ作業ばかり繰り返すと、客観性を失っていきます。自分に対しても、仕事に対しても、客観的に理解できなくなります。

しかし、そこで**仕事とはまったく違う情報に触れ、違う頭の使いかたをすると、脳がクールダウンして、再び仕事に戻ったときに客観的に見ることができるようになる**のです。

ふだんと違う作業をすることで脳番地もバランスよく育っていきますから、その意味でも、上司や先輩とはできるだけ違う経験を積むことが大事なのです。

成功脳になる
正しい脳の
使いかた！

違う情報に触れ、違う頭の使いかたをする

10 人間関係に悩まないコツ

○

成功脳の人は

他人ではなく自分の行動を変える

×

ざんねん脳の人は

他人が変わってくれることを期待する

社会人の抱える悩みの定番といえば、職場の人間関係です。

私のところにも多くの人々が職場の悩みで相談に来ます。

最初は「仕事がうまくいかない」「コミュニケーションがうまくいかない」といったことをおっしゃるのですが、話を聞いていくと、結局のところ、その原因は**特定の上司や同僚との軋轢《あつれき》であることが多い**のです。

ストレスを軽減するための大前提として**「他人を変えることは難しい」**ということを理解してください。そうした前提が理解できないと、いつまでたってもストレスを軽減することはできません。**変えられるのは自分自身だけ**なのです。

■生活習慣のリズムを少しだけ変えてみる

そこで私がよくお話しするのが、良好なコミュニケーションをつくるにはある程度時間がかかること、そして**生活習慣のリズムを少しだけ変えてみる**ということです。

といっても大げさなことではなく、たとえば今までよりも10分でも20分でも早く出社してみる――これだけでもいいのです。

本当は会社や部署を替わるのが一番いいのでしょうが、現実的にはなかなかそうもいきません。そこで、自分の行動を変えてみること——たとえばいつもより30分早く出勤してデスクの周りを整理整頓してみるとか、事務仕事をなるべく朝のうちに片付けるようにして、営業職として外に出る時間を増やしてみることを試してもらったのです。

自分が行動パターンを変えると、お互いの行動のタイミングが変わり、場に変化が生まれます。人との関係性が必ず変わるのです。その男性も、そうすることで上司との接点が変わり、態度も変わったそうです。

もうひとつ例をあげれば、ある女性は自炊して、弁当も自分でつくって持って行くという習慣を取り入れました。自炊のよい点は、忙しく勉強や仕事をしながら、朝昼晩のメニューを考えて、買い物をして、料理をして……と運動系や記憶系なども総動員して違う脳番地を使うことにあります。人付き合いも、外食の回数も、お金の使いかたも変わりますから、脳に新しい情報も入って、とてもよい習慣になるのです。

また、自炊を始めたことで、職場でもそれまであまり会話のなかった社員とのコミュニケーションが生まれ、仕事の評価も上がりました。

行動パターンを変えると、人との関係性も変わる

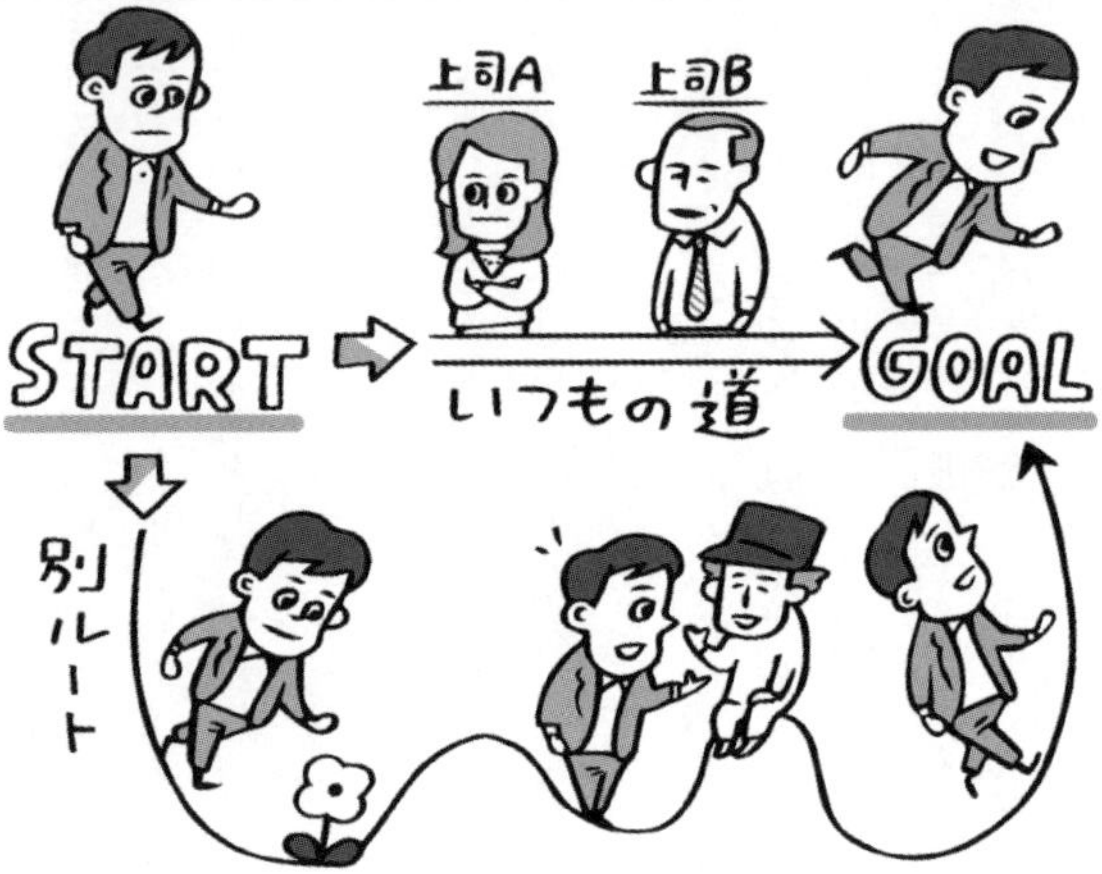

生活を朝型に変えるとか、弁当をつくって持って行くとかの些細なことでもよいのです。**今までの行動を変えると、必ず人との関係性が変わります。**

■ 職場以外で新しい体験を積む

悩んでいる人の相談に話を戻すと、もうひとつのアドバイスは、**職場以外で新しい体験を積む**ことです。

私の場合は海外に行って最先端の研究に触れたことで、周りの小言がまったく気にならなくなりました。

世界のトップレベルの研究を複数見てきて、ノーベル賞をだれがもらうか

といったこともうわさされる世界にいるのに、ひとつの職場の人間関係ばかりに気をとられるのもバカらしくなり、何をどう言われても「へえ、そうなんだ」と、受け流せるようになりました。

上司の価値観や基準に振り回されないように、そして自己基準を確固たるものにするためにも、新しい体験を積むことは有効です。と同時に、職場以外で自分を評価してくれる場所を持つことも大事です。

それは、仕事に関する業績でなくてもいいのです。あなたの人柄を評価してくれて、親しく話ができる人間関係を会社以外にも広げていきましょう。

成功脳になる
正しい脳の
使いかた！

自分が変えられることは何かを考える

11

「優越感」にとらわれないために…

○

成功脳の人は

客観的な実績をつくろうとする

×

ざんねん脳の人は

結果よりも努力にこだわる

私の知人で、「大学を出たときには、会社の先輩たちがバカに思えた。親父のことも超えたと思っていた。今考えると恥ずかしいかぎりだ」と話していた人がいます。人間の脳は、活動が活発になると「万能感」が生まれます。若いときほど、そうした万能感から他人を低く見てしまいがちです。自信があること自体はよいのですが、その万能感が〝他人と比較して〟のものであれば注意が必要です。

脳が成長して根っこ（白質）が太くなってくると、「自分はできる」「頭がよい」という感覚が湧いてきます。ところが、それはごく一部分だけを見て他人より自分が優れているという優越感に浸っているだけで、その万能感には意味がありません。

正しい脳の使いかたができる人は「客観的な実績」にこだわるため、間違った万能感にとらわれることはありません。間違った万能感の一番の弊害は、「目的と手段が入れ替わってしまう」ことにあります。

■客観的な実績をつくることが自分を救う

私も客観的に示すことのできる実績をつくるため、そして、自分の考えていることが世界に通用するのかを確認するためにアメリカに行きました。

英語で論文を投稿していたのも同様の理由からです。医師になってまだ2年目の若輩が、それも専攻の小児科ではなく、別の科で画像診断の国際学会のトップジャーナルに論文を載せるにはどうすればいいか？　と計画したのです。

とはいえ、私は学生時代から国語と英語が大の苦手でした。そのせいで医学部に入るまで2浪したほどです。医師になってからも相変わらず苦手なままでしたが、最先端の脳研究をするために英語力は必須です。とくにＭＲＩに関しては、当時はまだ黎《れい》明期《めいき》で、日本語の文献がほとんどありませんでした。

自分の得たいものが英語でしか書かれていないのなら、苦手だろうが学ぶしかありません。もし論文がロシア語でしか書かれていなかったらロシア語を、ドイツ語だけだったらドイツ語を習得するだけのことです。

■「実績にこだわったからこそ進路が広がった」

そこで私は27歳のとき、「まずは行動。1行でも英語の論文が読めればいいや」と考えて、国際学会に参加することにしました。すると案の定、演者の言っていることがまったくわかりません。会場では英文の抄録《しょうろく》も山ほどもらいましたが、その10分の1も理解できませんでした。

しかし、「もう参加するのはやめよう」とは思いませんでした。なぜなら、**目的は英語を使いこなすことではなく、海外でも自分の考えが通用するかどうかを見定めることだったからです。**

英語力を伸ばすことは苦労しましたが、「今年は100分の1の理解でいい。来年には10分の1、次の年もまた参加すれば15％くらいはわかるようになるだろう」と楽観的に考えました。

100万円をかけて海外に行って、わかった英語は1個だけだったけれど、私はその先を見ていたからうれしかったのです。そんな覚悟で勉強をつづけていたら、28歳のときに書いた英語論文が『Radiology』という、1923年にレントゲンが始まったときからつづく質の高い一流誌に受理され、シカゴでの国際学会でスピーチする機会を得ることができました。

病院の中では下っ端、しかも英語が苦手な新米医師でも（時間はかかったとはいえ）大きな実績を得ることができました。
しかし、「まだだれも考えつかないアイデアを思いついた」「海外でトップの研究者たちと交流している」――こうした万能感にとらわれ、満足してしまえば、今の私はなかったでしょう。

あなたも客観的な実績を示すことを考えてください。**間違った万能感に躍らされている暇はない**のです。また言うまでもなく、**社会は結果で評価します**。一流誌に論文を掲載できたことで、その後の進路が広がったことは疑いようもありません。客観的な実績にこだわったからこそ、自分の新しい居場所が徐々にはっきりしたのです。

成功脳になる
正しい脳の
使いかた！

客観的な実績にこだわり、目的を明確にする

12 「怒り」や「不安」の感情をなだめるには？

○

成功脳の人は
自分の感情を絶えず観察する

×

ざんねん脳の人は
自分の感情が収まるのを待つ

「仕事なんだから、感情は切り離してやらなきゃ」――そんなことは自分でもわかっているのに、つい怒りや不安といった感情に流されてしまう人が非常に多いようです。

うまくいかない――自分自身がそう感じているときほど、周囲にさまざまな不安や怒りの火種を見つけてしまうものです。そもそもそれも脳の勘違いということがほとんどなのですが、ここでは、脳がなぜ感情に振り回されるのか、それを抑えるにはどうすればよいのかを解説します。

■感情が活発なときは、思考は正常に働かない

序章でも簡単に触れましたが、喜怒哀楽といった感情を司《つかさど》るのは「感情系脳番地」です。8つの脳番地のうち、この**感情系脳番地だけがインプット・アウトプットの両方の領域にかかわっているため、そもそも不安定**なのです。

さらに感情系の上に思考系脳番地があり、まさにガスバーナーとやかんの関係のように、不安や怒り、あるいは楽しさで感情系が活発なとき、思考は揺れ動きやすく不

安定になりうまく機能しません。わかっているのに不安で動けない、あるいは怒りにまかせて心にもないことを言ってしまう、楽しい気分でハメをはずしてしまったということは、こうした脳の構造的な特性による部分もあるのです。

もともと不安定なため、感情を完全にコントロールすることは難しいでしょう。しかし、必要な場面である程度コントロールができるようなコツを知っておくことは重要です。

とくに仕事において注意すべきは「怒り」です。「八つ当たり」のように相手に怒りをぶつけることで、相手に怒りを伝染させ、脳の働きをとめてしまうからです。

どんな職場にも、いつも大声をあげて怒鳴り散らしているような人がいると思います。本人は自分の主張を伝えたいがためにそうしているのですが、受け手にすればただただ「迷惑な人」以外の何者でもありません。

程度は違っても、**怒りは周囲にも伝染しやすい**のです。しかも本人の意図とはまったく違う形で伝わるので、当人にとってもまったくよいことがありません。

■「呼吸を数える」だけでも感情は整えられる

それを回避していくには、感情の出しかた、受け取りかたをその都度確認していくことが重要です。過剰に落ち込んではいないか、本当にこれほど腹を立てる必要があるのか、逆に根拠もなく愉快になっていないかを自分自身で監督するのです。

怒りが収まらない――そんな人には「数息観《すうそくかん》」と呼ばれる禅の呼吸法を用いた瞑想がおすすめです。方法は、深くゆっくりとした呼吸をしながら、その呼吸の回数を数える――たったこれだけ。通常であれば呼吸の回数は1分間に12回程度が普通ですが、この呼吸法では6回くらいに減り、ゆっくり深く呼吸を整えることができます。

さらにいいのは、呼吸を整えることで、感情も整えることができるのです。

近年では世界的な「ZEN」ブームもあり、グーグルやフェイスブックといった世界的な企業も禅や瞑想を取り入れているといわれます。私自身も瞑想を研究対象としたことがあるので、日常生活にこうした習慣を取り入れています。

瞑想というと大げさに聞こえますが、目を閉じて呼吸数を数えるだけですから、わ

怒りが湧いたら、呼吸を数える

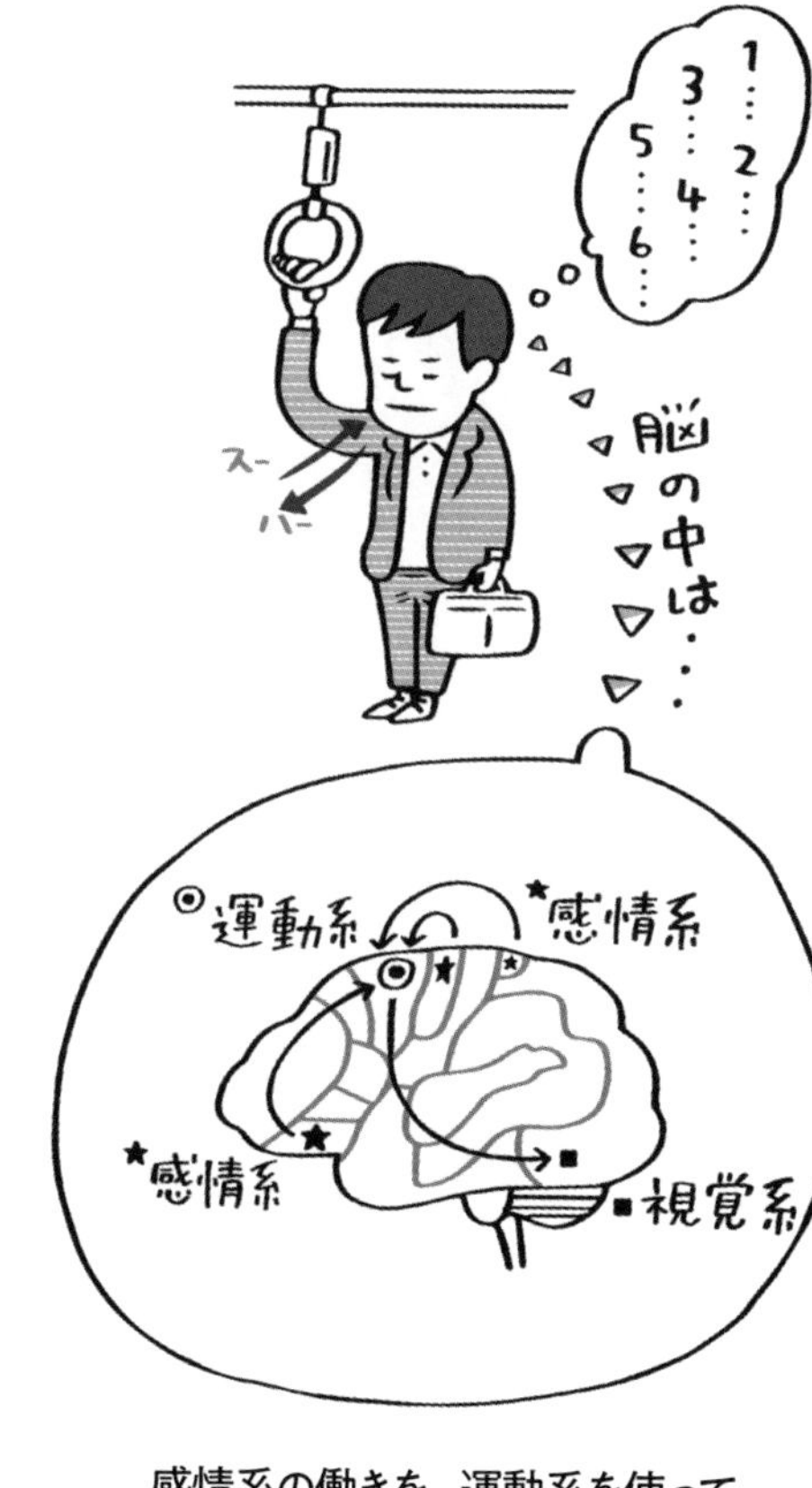

感情系の働きを、運動系を使って
視覚系に移すことで感情が整う

ざわざ禅寺に行かずとも、電車の吊り革につかまってでもできます。デメリットといえば、集中しすぎて下車駅を乗り過ごしてしまうことぐらいでしょう。

興味深いのは、瞑想中の脳を見てみると、目を閉じて呼吸をしているだけなのに、視覚系脳番地がきれいに動いていることです。運動系を使って呼吸筋をコントロールすることで、感情系から運動系に働きが移っていきます。さらに**イメージしながら呼吸することで、暴走している感情系から視覚系へと脳の活動を移すことができる**のです。感情系とは別の場所を使うことで、自然に怒りが忘れられるというわけです。

自分の感情系が今どのように動いているかということを冷静にとらえられるようになることで、相手の気持ちを察したり、共感したりできるようにもなります。

成功脳になる
正しい脳の
使いかた！

感情の出しかた、受け取りかたを把握する

Step 2

「決断力」で、ブレない意志を獲得する

13

「なりたい自分」になるために…

○

成功脳の人は

孤立するのもいとわない

×

ざんねん脳の人は

周囲の目を気にしてしまう

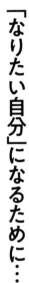

何もかもうまくいく人の条件として「ブレない」ことがあげられます。

これまで述べてきたように脳は周囲の環境に流されやすいのです。とくに**「ざんねん脳」から脱却できていない人ほど、他人の評価にあれこれ左右されがち**です。

「脳の使いかた」が上手な人は、柔軟な姿勢がありつつも、一方で「なりたい自分」のためには揺るがず、コントロールできます。

逆に、うまくいかない人は「どうしよう……」と不安になって、あるいは目の前の欲に負けて、当初の目標の「右」とは反対の「左」を選んでしまいます。大事な選択の場面で揺らいでしまうのです。


あなたはこんな経験がありませんか。

「A社のスマートフォンがとても気になっていたが、ついつい人気ランキングを見て別のものを選んでしまう」

「店員さんから『みなさん、こちらの商品も合わせて購入されます』などと言われると、必要がなくても買い足してしまう」

こうした事例は多かれ少なかれ、だれでも心当たりがあるはずです。

しかし、ちょっとした買い物ならいざ知らず、自分の人生まで流されやすくては満足いく結果など望めないでしょう。

よくいわれることですが、失敗も成功するまでつづければ失敗にはなりません。成功したければ決してブレないこと、簡単にあきらめないことが肝心です。

では、人はなぜ揺らいでしまうのでしょうか？

両親（家族）から反対された。

周囲の人たちに「無理だからやめておけ」と助言された。

学校や職場で孤立するのがイヤだった。

失敗して、自分の能力と将来が不安になった――。

経済面や健康面などの「しかたのない事情」は別として、多くの場合、人は、他人からつけられたスコア（評価）などに振り回されたり、自分の可能性を信じられなくなって揺らいでしまいます。

脳はもともと適応しやすい、いわば水のような性質を持っています。グラスに氷をいっぱいに入れ、そこに水を注ぐと、水はグラスと氷の隙間を埋めようとする性質がありますが、それに似ています。自分の考えかたや周囲の環境に柔軟に適応しようとするのです。社員同士が前向きに切磋琢磨《せっさたくま》している会社に勤めていれば、自然とそれに合わせて自分を成長させようとしますし、グチばかり言ってモチベーションが著しく低い会社にいれば、脳もそれに適応しようとするのです。

■ブレることと、柔軟に変化していくことは違う

揺らいでしまうというのは、他人に合わせることばかりを気にして、自分で器を小さくしてしまっているようなものです。

「成功」を意識し視野を広く持っていれば、自然と大きな器が見えてくるはずです。**今望む環境でないのなら、孤立することを恐れることなく周囲の人々に流されないようにすることが、脳の可能性に蓋をしないための正しい考えかた**です。

脳はもともと不安定なのです。

環境は絶えず変化をつづけます。周りの環境ばかりか人間関係までもが時間と共に変わっていくのは、脳の性質からいっても当たり前のこと。親しい相手が心変わりす

るかもしれないし、会社の業績が突然悪くなるかもしれません。

ブレない秘訣とは、そうした周囲の揺らぎを受け入れる勇気が持てるかどうかだともいえるのです。

脳は揺らぎやすい性質があることを理解し、受け入れていくことの大切さを知っているのと知らないのとでは、脳の成長に大きな差が生じます。

成功脳になる
正しい脳の
使いかた！

孤立を恐れず、周囲に流されない勇気を持つ

14 自分の「向き不向き」を判断するには？

○

成功脳の人は

「継続」を前提に考える

×

ざんねん脳の人は

「目の前の結果」で考える

「医師になりたいけれど、数学が苦手だから志望を変えよう……」

「海外勤務を希望していたが、英語に自信がないから無理だろうな……」

こんなふうに、自分のやりたいことがあるのに、「そのために必要となるスキルに自信がない」という理由であきらめてしまう人がいます。

苦手なことを理由に揺らいでしまうとき、自分では冷静に適性を見極めているようですが、実は「失敗して恥をかきたくない」とか「傷つきたくない」といった〃自分かわいさ〃の理由であきらめていることが多いのです。

繰り返しますが「苦手だ」と思い込めば、そこで脳は成長をとめてしまいます。

もうひとつ理解しておくべきは、**「継続」しないと脳も正しく向き不向きの判断ができない**ということです。まったく新しいことや苦手なことに取り組んでみたものの、しばらくやっても結果が出ないと、すぐに他のことに関心が向いてしまう――これは、だれにでもあることです。

興味を持ったことにどんどんチャレンジするのは悪いことではありません。しかし、「努力すれば、すぐに成果が出る」という間違った認識のままであれば、何をしても「結果が出ない」のは当然です。

これは詰め込み教育で次々と学習と試験のサイクルを繰り返し、即座に結果を気にしてきた学校教育の弊害のひとつともいえるでしょう。

■やっぱり「継続」こそが力になる

まったく新しいことを始めた当初は、自分の脳がどの脳番地を使っていいかわからないので苦労するし、イライラもします。うまくできないので面白くもありません。しかし、そうした状態こそが**脳の枝ぶりを成長させるきっかけとなる**のです。

そもそもスポーツや音楽などの分野を除けば、若いうちにはっきりわかる才能など、ほとんどありません。基本的には**「20代はだれにも評価されない時期だ」**と思っているぐらいでちょうどいいのです。

だからこそ、**だれにも評価してもらえず、自分が何者であるかわからないときに、どうやって自分に希望を持たせることができるかが、とても大事**です。

自分に希望を持たせるためには、仕事上のノルマや個人的な目標を「自分基準」で設定しましょう。ノルマというのは、上司から与えられているだけだと苦しいのです。

言われたからやるのではなく、自分がやると決めたことを勝手にやる——。そのぐらいの姿勢でないと仕事は楽しくないし、継続させることはできません。

たとえば、あなたが「企画書を毎月（週）1本出す」とノルマを設定した場合、本数をノルマにしているのだから、あくまでもその数を目標にするのです。

他人から「書けばいいってもんじゃない。数打ちゃ当たるわけじゃないよ」とか「いいかげんなものをたくさん提出しても意味がない」などと言われても気にしません。継続してこそ、本当にやりたいのかどうか、向いているかどうかが見えてくるのです。

■「なりたい自分」を先に決める

あるいは、大きな目標とは別に毎朝「今日の目標」を設定して、それを紙に書いてから仕事や学校に向かうのもよいでしょう。

資格試験の合格を目指しているのなら、「今日は問題集の50ページから55ページを必ずやる」とか「英単語を10個覚える」など、その日の目標を設定するのです。

目標の大小にかかわらず、「なりたい自分」を決めることが脳を成長させます。そして、なりたい自分のイメージを強くはっきり持ち続けることで、**ツラいときや不安になったときにも揺らがない自分をつくることができる**のです。

それが現時点で「苦手」であるかどうかは判断基準にはなりません。苦手かどうか「知らない」だけです。脳の使いかたが下手な人ほど、その違いがわかっていません。

自分がまだ知らないこと、身につけるための正しい努力をしていないことに関して、「苦手だ」と決めつけても、あるいはその時点で周りから低い評価を受けたとしても、それは実態のない思い込みと変わらないのです。

「苦手」なのか「知らない」だけなのか、自分にノルマを課して行動を基準にすることで、ブレない判断ができるようになるのです。

成功脳になる
正しい脳の使いかた！

自分で課したノルマを継続し、本当の向き不向きを見極める

15
「苦手なこと」への対処法

○

成功脳の人は
「分解」して対処する

×

ざんねん脳の人は
「我慢して」対処する

先日、「人と話すのが下手だから、営業という仕事には向いていない」という青年の悩みを聞く機会がありました。仕事がツラいし、成果が上がらないので、自分の能力に対してあきらめに近い気持ちになっているというのです。

そこで、私は彼にこんなアドバイスをしました。

「あなたの場合は、話が下手なのではなく、人の気持ちに継続的に寄り添うのが苦手なんです。ボキャブラリーは豊富だけれど、相手のことを非言語のイメージでとらえることが苦手だから、きちんと言葉で言ってもらわないと相手の気持ちが理解できない。相手が出してくれているサインを見逃してしまうので、スッとその場に適切な言葉が出てこないのでしょう。だから、自分で営業が苦手だと思っているんですよ」

その青年は、「言われてみれば、たしかにそのとおりだと思う」と言いました。ますます自信なさそうな様子です。

しかし、私が本当に言いたいのはここからでした。

「でも、あなたが苦手なのはそこだけであって、それが営業のすべてではないですよね？　あなたには知識があって、言語能力が高くて、論理的な思考ができる。たとえば、扱っている商品や会社やあなた自身のことを、わかりやすい言葉で正確に伝える能力はある。それを武器にする訓練をすればいいのに、営業全部が苦手だと意識してしまっているところが問題なんです。言葉が瞬時に出てこないことも気にしすぎる必要はないですよ。私だってそうでした。すぐに言葉が出てこなくても焦らないことです。言葉がすぐに出にくいときというのは、脳の中でいろいろな脳番地を使って言葉を探している状態ですから、脳トレだと思えばいいんですよ」

彼には意外な言葉だったようで、軽く驚いたあと、パッと明るい表情になりました。

「自分はダメだ」と感じている人の多くは、脳の一部に苦手な部分があるだけで、全体がダメというふうに感じがちです。一括《ひとくく》りにする前に正確に何が苦手なのかを見極めることで、対処法はいくらでも出てくるにもかかわらず……です。

正しい脳の使いかたができている人ほど、その対象を細分化して、具体的に「できること」と「できないこと」を理解する努力をしています。

■成果を出すための方法はひとつではない

この青年の例でいえば、「営業職でなければ雇用しない」と言われたら、自分ができる最大限の智恵を出すのです。

私は医師ですから営業の専門家としてのアドバイスはできませんが、たとえば相手の気持ちがわからなくて話がうまくできないのなら、相手とあまり話さなくても売れる方法を考えればいいのです。**同じ成果を出すための代わりの方法など、ほかにいくらでもある**はずです。

ところで、私の場合はもっと深刻な「苦手」がありました。英語と国語です。

私は高校時代、英語もできませんでしたが、国語の成績も酷《ひど》いものでした。本当に自慢できるくらいにできなかったのです。しかし、苦手だからといって医学部受験をあきらめるつもりはないので、自分のできる方法を必死に考えました。

今にして思うと、これも苦手なものを「分解」してとらえ、まず自分のできる部分から処理し、徐々に苦手な部分を克服していくというやりかたでした。

私が国語で一番苦手だったのは文章の音読でした。高校生になっても、音読すらまともにできなかったのです。必死になって読んでいるうちにボーッとしてきて文章の意味がわからなくなってくるのでした。

それでも音読をつづけていくとやがて短い文章ならば暗記できることがわかったの

脳は一部分の苦手を「全部が苦手」と勘違いしがち

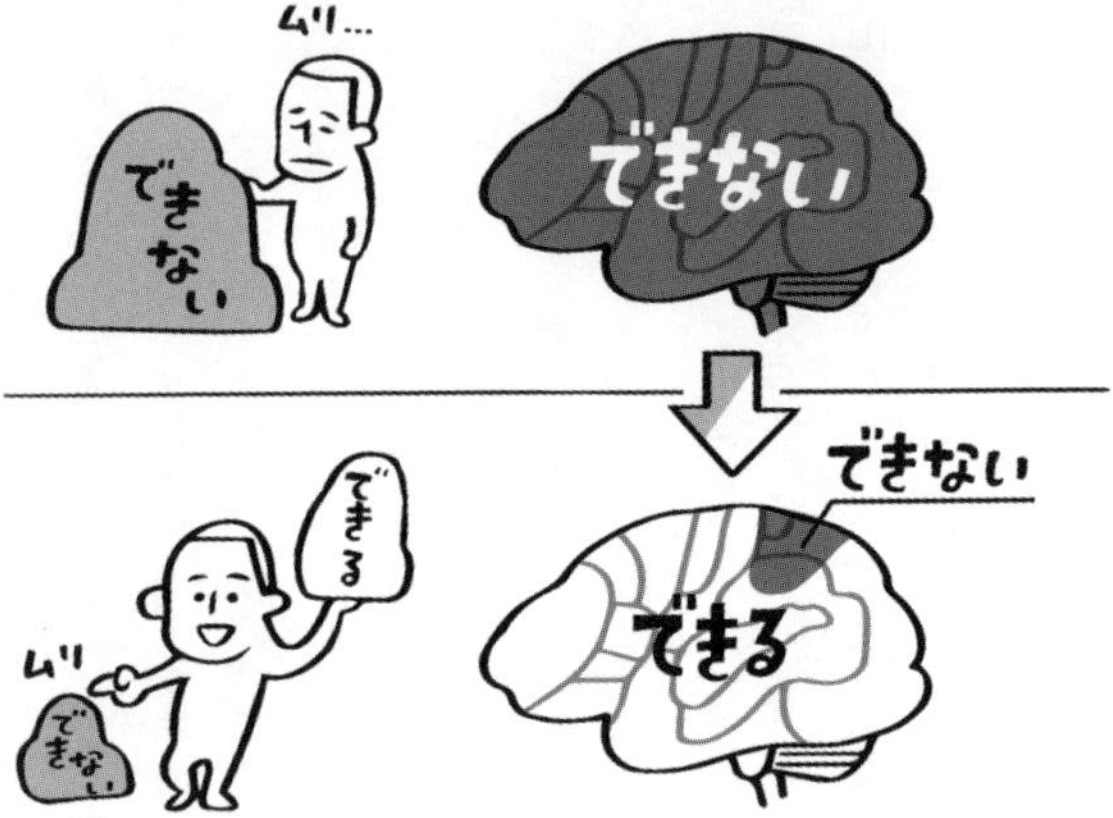

で、ボキャブラリーを増やすために、和歌（短歌）や詩を覚えることを心がけました。何度も何度もお経のように唱えて、暗記してから意味を考えるのです。歌の内容は映像化して理解しました。

最大の課題だった長文読解は、「どうせわからないなら後ろから読んでやれ」と、わかる箇所だけ読みました。

本を読むときには、まず目次を見て、おおよその内容を理解します。自分がわかりそうな部分から読み始めて、小さな塊《かたまり》の内容が理解できたら、次はその周辺部分を何度も読むのです。内容が少しずつわかってくると、文章をブロックに分けて構造化し、それぞれのブロックの内容や役割を整理して、全体の流れを理解しました。

私は数学や物理、化学が得意だったので、論理的なアプローチで文章を理解していくという対処法に辿り着いたのです。

今では本を何冊も執筆し、「最初に本を読んでわからなかったのは、必ずしも自分のせいばかりではない。著者や編集者が悪いケースもたくさんあるじゃないか」とすら思うようにもなりました。

「苦手だ」というあいまいな理解のままでいてはブレて当然です。細かく自己分析をして、自分の得意なもの（脳番地）で対処する方法を考えるようにしましょう。

成功脳になる
正しい脳の
使いかた！

「苦手だ」と一括《ひとくく》りにせずに、何が苦手なのかを細分化して把握する

16

きつい非難をどう受け止めるか？

○

成功脳の人は

必要以上に「反応しない」

×

ざんねん脳の人は

言葉どおりに受け止める

揺るがないためには、他人からの非難をどのように受け止めるかも重要です。

たとえば「こんなこともできないのかよ。おまえは向いてないよ」などと否定的な言葉をかけられたとしましょう。

正しい脳の使いかたができる人は、非難を言葉どおりに受け取ろうとはしません。否定されたことに傷つき、腹は立てたとしても、それ以上に「なぜ、この人はこんなことを言うのだろう」と相手の心理状態を推測し、自分自身で解決しようとします。

逆に、言われたことに傷つき不安になって「自分にはやっぱり能力がない。もう辞めたい」と真正面から受け取ってしまう人は、他人の評価に振り回されやすい人です。

人は軽い気持ちで発言します。残念ながら、相手のために心から言葉を発してくれる人は少ないのです。しかし、自分に向かって非難を投げかけてくるだけの興味は持っているのであり、距離が近いともいえるのです。

受け手側は**相手との距離感を見定めておかないと、お互いの解釈が違ったときに誤解が生じ、必要以上に感情系ばかりが刺激されます。**相手を責めることよりも、背景を的確に把握することが何より大事なのです。

私も、かつては上司や先輩から手厳しいことを言われることも多くありました。たとえば私のつたない英語力を指して「おまえ、そんな英語でよく国際学会なんて出ているよなあ……」と言った人さえいます。一種の愛情表現だったのでしょう。

事実、当時の私は標準以下の実力しかありませんでした。しかし、相手がなぜわざわざ英語力を気にかけたかといえば、やはり海外の学会で私が何をしてきたのかが気になったのではないか——私はそう考えて受け流していました。

相手の言っていることを謙虚に聞く必要もありますが、それでも最後まで言わない本音もあるので、必要以上に「反応しない」ことに尽きるのです。

■心ない言葉をかけられたときの対処法

否定的な言葉をかけられたときは、こう考えてみてください。

「自分のどういう部分がそう見えるのだろう?」

「この人は、なぜ自分にそんなことを言うのだろう?」

こうして自分の状況を客観的かつ的確に分析することが大事なのです。

私は20代のとき「大学には君のポジションはないよ」と言われたことがあります。

研究者であれば、本来はショックを受けて不安になるところなのでしょうが、「この人はなぜそんなことを言うのだろう?」と考えてみたところ、かぎられたポストを争う相手として、私が対等な位置に立ったのだと結論付けました（ポストに興味がなかった私には、まったく関係のないことでしたが）。

このように、自分の意識しないところで知らない間に競争相手ができていたり、自分に対して勝手に否定的な感情を持つ人も出てくるものです。

自分の中で相手の言動の背景を分析したり、理解できれば、感情も整理できます。

もちろん、私も他人から言われた言葉が気になることはあります。

しかし、感情に流されるのではなく、その背景をできるだけ明確に、かつ正確に分析することを心がけています。たいてい、背景となる理由はひとつではなく複数あるものです。だから、いつも冷静に状況を理解し、自分を振り返ることができました。

みなさんも今後、だれかに非難されたり、ほめられたり励まされたら、相手の言葉に一喜一憂するのではなく、「自分のどういう部分がそう見えるのだろう?」「自分は（よい意味で）何を期待されているのだろう?」と分析してみることをおすすめします。

理由はいくつも考えてみましょう。世の中は複雑にできていますから、真相がひとつとはかぎりません。加えて、言った相手と自分との距離感を正確に測るように心がけてください。距離感を見誤ると失敗します。

というのも、**人は何か傷つくようなことを言われたとき、自分が嫌われていると思いがちですが、たいていの場合、相手はそれほど真剣ではないし、悪気もありません。**

あるいは、ただ気になって親身な助言をしただけかもしれません。そうであっても、アドバイスをした相手の人生に責任を持つ覚悟で話しているケースは少ないはずです。

要するに、何か言われてとても傷ついたり、相手に対して必要以上に依存することのないよう、距離感を間違えないようにしましょう。そして、自分へのメッセージを、自分が成長するためのよいきっかけとしてください。

成功脳になる
正しい脳の
使いかた！

批判は言葉どおりに受け取らず、その背景を読み取る

17 どうしても「劣等感」から抜け出せないとき…

○

成功脳の人は

「劣等感」を受け入れ、他人に頼る

×

ざんねん脳の人は

「劣等感」に悩んで、限界を決める

かつての私がそうだったように、自分に何らかの劣等感を持っている人は多いことでしょう。どんなに完璧な条件が整っていて、傍《はた》から見ると幸せそうでも、学歴だったり、収入だったり、容姿だったり——と、自分に関する悩みのひとつやふたつは抱えているものです。

しかし、自分の弱点をプラスにするかマイナスにするかは、劣等「感」という言葉のとおり、あくまでも本人のとらえかたしだいです。そうした悩みに対して脳を正しく使えば、人は大きく成長できるのです。

その意味では、劣等感には「よい劣等感」と「悪い劣等感」があるといえます。

私のもとに、劣等感を持つAさんとBさんという2人の若い男性が相談に来たと仮定して説明しましょう。

Aさんは学歴コンプレックスがあり、職場でも自分の能力に自信が持てません。彼の口から出る言葉といえば、「どうせ自分は頭が悪いので……」とか「努力しても自分には無理だと思う」「何をやりたいのかもわからない」といったマイナス面ばかりです。

一方、Bさんは「自分は能力がなくて……」とか「自分は管理職としてはまったく使えないと思いますよ」などと自嘲的に言いつつも、「私は職場を観察してどんな問題が起きているかはわかる。そこは負けません。ただ、コミュニケーション能力が足りなくて……。それを改善したい」と、自分の足りない部分を客観的に分析しています。

AさんとBさんを比べた場合、Aさんのほうが「悪い劣等感」となります。悪い劣等感の特徴は、**自分に足りない部分を、やらない言い訳やできない言い訳にして、あきらめてしまう点**です。

また、他人の評価（スコア）に振り回され、貼られたレッテルを意識しすぎているので、正しい自己認識もできません。

これでは、本当は苦手ではないことも、他人の目を気にしすぎるあまりに「できない」と思い込んでいる可能性があります。

一方、Bさんは「よい劣等感」を持っています。

Bさんは、自分の欠点を素直に認めていて、今の**自分に足りない部分を正確に分析し、正しく認識しよう**としています。これならむしろ**劣等感がプラスになるし、ブレることなく前に進むことができます。**

だからこそ、自分がこれまでに脳のどの部分を鍛えていなかったのかを知ることが大事なのです。

■劣等感は克服するのではなく「受け入れる」

脳の成長のために大事なのは、事実を認識することです。できるだけ客観的な基準（数値など）で自分を正確に把握することです。

Bさんの例でいえば、彼は視覚系や理解系の脳番地はよく育てている一方で、伝達系脳番地が弱いのでしょう。そうであれば、あとはそこを伸ばすトレーニングをしていけばいいだけです。そのために必要なものは自分の脳の中にあるのですから。

それでも手の届きにくい能力があるかもしれませんが、足りないものをその脳番地の力で賄《まかな》う必要はありません。必要なものがわかれば、他の脳番地が伸びてサポートしてくれます。

さらにいえば、**本当に苦手なことは他人に頼むか、任せればいい**のです。企業がチームで動き、自社でできないことは外注するのと同じことです。

ちなみに、他人にサポートしてもらう場合を考えたとき、日頃から**自分は何ができて何ができないのか、どういうことで困っているのか**といったことを周囲によく伝えておくことが大事です。

周りが困るのは、できないことを「できる」と言う人であり、これではサポートしたくてもできないし、リスクマネジメントができません。

すべて自分で抱え込んで、要らぬ劣等感に悩むのはやめましょう。

成功脳になる
正しい脳の
使いかた！

劣等「感」よりも、事実をベースに足りない部分を「認識」する

18

判断に迷ったら？

○

成功脳の人は

判断を留保して情報を集める

×

ざんねん脳の人は

不安感を押し殺して決断する

人が揺らぐ理由は「情報が少ない」ことがほとんどです。とくにビジネスシーンでは、「素早い判断」が求められます。**今、手元にある情報だけでは不安があるようなら、勇気を持って判断を留保して、情報をもっと集めることに時間を使うべき**なのです。

私は米国の大学にいたとき、大学の図書館に1年間通い詰めました。その結果、「自分の考えていることは、歴史上だれもやってこなかった」ことだけがわかりました。この時期、私の業績はまったく進展しませんでしたが、事実に裏付けられた未来への強い確信が生まれました。一方で、とっさに思いついたことでも、よく調べてみると、先人がすでに研究していたということが多々あります。

他人からの助言や忠告で揺らいでしまうケースについて前述しましたが、それもごく一部の少ない情報だけで判断しようとするからです。とくに現代の情報化社会では自分に必要な情報を素早く、かつ過不足なく集めることができるか否かが大きな差になります。具体的には以下の4つです。

①特定の情報源だけを信じない
②先入観で情報を排除しない

③客観的な視点を失わない
④同じ情報でも扱う人（立場、文化、時代など）によって意味が変わることを忘れない

信頼できる人から聞いた情報でも、**その人の誠実さと、自分にとっての情報の重要性は別問題**です。他と比較したか？　不要な先入観を持っていないか？　客観的なデータか？　……など、意識するだけでも情報の精度が大きく変わってきます。

■できる限り情報収集に時間をかければ後悔しない

できるだけ情報を集めるべきなのは、たとえばマスコミの取材方法でもわかります。ある記者は何か不確定な情報をつかんだときには、最低でも別々のルートの3人に確認することを心がけているそうです。

私も同じように、どんなことでも可能なかぎり情報を集めます。少ない情報で判断しようとすればするほど結論は不確定なものになりますから、そこは妥協しません。

経営者としてスピーディな決断を求められるようになったからこそ、時間をかけて情

報を集めることの重要さに気がつきました。そうすることで、今では「あのとき、ああすればよかった」と思うことは格段に少なくなりました。

もうひとつ重要なのは、長期的な視点です。たとえば**目先の情報だけでなく、世の中の仕組みや、自分が成功したいと思う業界の仕組みを早いうちに調べておく**のです。

学術界だったら、先行文献にない内容の論文を書くと特定の学会誌に掲載されるとか、店を出すなら、最低限この知識と経験は必要だ、といったような各分野の成功のための仕組みをいち早く知ることが重要です。

あなたも、迷いや不安があるときほど、もう一手間かけて情報を集めましょう。執筆なら盗作にならない心がけも重要です。それが簡単にはブレない脳の使いかたです。

成功脳になる 正しい脳の使いかた！

迷うときは、まず情報を集める

19

「天職」はどうすれば見つかるのか？

○

成功脳の人は

未来が描けるかどうかで考える

×

ざんねん脳の人は

過去の実績の延長で考える

私は、自分が今やっていることが天職になっているかまだわかりません。

事実、これまでに小児科医、脳画像診断医、脳内科医、脳科学研究者、経営者……と、肩書は増えていくばかりです。

ましてや経営者としては向き不向きに関係なく、仕事を果たすためにやっているにすぎません。

■黒澤明は映画監督にならなかったら、どんな仕事をしていたか?

「天職はどうすれば見つかるか」と聞かれたときに思い出すエピソードがあります。

もう30年近くも前の話になりますが、1994年、京都賞の授賞式でのことです。

同年の最先端技術部門で受賞された私の恩師、ポール・クリスチャン・ラウターバー博士に授賞式に招いていただき、運良く会場にいた私は、同じく同賞の芸術部門で受賞した黒澤明監督の講演を聴いていました。講演の最後に質疑応答があり、かねてから聞いてみたかった質問をぶつけてみたのです。

「黒澤さん、映画監督にならなかったら何になっていましたか?」

そう聞いたところ、言い終わる前に、

「バカヤロー‼」

と、会場に響き渡るほどの大声で怒鳴られたのです。

静まりかえった会場でヘビににらまれたカエルのように驚き委縮してしまった私の表情を見てか、

「そんなに萎縮しなくていいよ。……俺は映画監督になるために生まれてきたんだ」

と声を落としてつづけました。


なぜあのとき、あそこまで怒鳴られたのだろうと不思議でしたが、のちに黒澤監督は自殺未遂をしていたことを知りました。作りたい作品が作れなかったためだといわれています。

以前から黒澤映画の映像美や、展覧会で見た絵コンテのあまりの緻密な美しさに魅了されていた私は、「画家になっていただろう」——そんな答えを期待していたのですが、自分の認識が甘かったのです。黒澤監督は「映画監督」という未来しか描いていませんでした。

それ以来、自分の医師として、科学者としての覚悟が変わった気がしました。

■天職とは生涯追い求めるもの

「自分は○○になるために生まれてきた」――そんな情熱を持てる職業が見つかっている人は少ないでしょう。しかし、明確な職業意識があるかどうかは重要ではありません。

私の恩師であるラウターバー博士にはそうした気負いがまったくありませんでした。MRIの提唱から30年後の2003年、晴れてノーベル生理学医学賞を受賞するのですが、それを待たずに「あれは、私の古い仕事です」とすでに興味の矛先《ほこさき》は未来に向いていました。

黒澤監督とラウターバー博士、どちらも偉業を成し遂げた人物ですが、職業に対する執着には正反対といえるほどの違いがありました。あえて共通項を見つけるとすれば、**過去の業績ではなく、未来の仕事に対する切実な思いを持っているかどうか**ではないでしょうか。

天職とは生涯追い求めるものなのです。

ひとついえることは、**向いているか向いていないかを判断するためには「今できないこと」を判断材料にしない**ことです。やろうとするならば、そこに向かってとにかく動いていくことです。

未来が想像できること――つまり、ひとつの仕事を終えたときに「次はこうしたい」と感じられるかどうかでしょう。

成功脳になる
正しい脳の
使いかた！

「次はこうしたい」と思えるような仕事をする

Step 3

「理解力」で、自分も相手も深く知る

20 状況の変化を読み取れる人になるには？

〇

成功脳の人は

身の回りがきれいに整えられている

×

ざんねん脳の人は

自分の身だしなみしか気にしない

成功脳を手に入れるためのＳｔｅｐ３は、自分の環境とその変化を読み取る能力です。周りと自分の状況を正しく理解することで適切な対応ができるかどうかです。

今自分はどこにいて、どんな状況にあって、何をすべきなのか？――そうした理解がピント外れだと、目標に対してまったく的外れな努力をすることになりますし、自分がピンチのときに適切な行動を選ぶことができません。

そうした**理解力の有無が現れるのが、身の回りの掃除や整理整頓**です。

なぜなら、掃除には「正解」が存在しません。つまり、言葉になっていない非言語情報を操作する脳番地（視覚系、理解系）にかかわる能力だからです。「きれい」の基準はかなりあいまいなもので、それを自分なりに処理することで非言語情報をとらえる力が鍛えられるのです。

仕事ができる人ほどデスクが片付いて実用的とはよくいわれることですが、それは脳科学的にも正しいのです。

たとえば髪の毛に寝癖がついているとか、スーツが皺《しわ》になっているとか、ちょっとお腹が出てきたといったことは、毎日鏡を見るのでよくわかります。

しかし、自分が今いる環境については、そこまでは注意を払っていません。自分の部屋が日々どれだけ汚くなっているか、あるいは収納スペースの中に何がどう入っているかをきちんと把握している人は少ないと思います。

外では身ぎれいにしているのに、部屋が散らかっているのは気にしないという人もいるでしょう。しかし、自分の身なりは気にしても、周囲の環境までは気にならないという人は、それだけ周囲をとらえる視野が狭いということです。**掃除をすると、自分の周囲の状況も、着ている服と同じような感覚でとらえられるようになります。**

私の場合、学生時代は朝5時に起きて、当時住んでいたマンションから最寄駅までの道を掃除していました。地域貢献というよりも自分のため、自分を磨くためです。

清掃という行為を通じて、自分が住む街にどんな人が住んでいるのか、時間帯によってそれらがどのように変化するのか――そんなことを感じ取りながら、雨の日も風の日もつづけていると、しだいに町の風景が違って見えるようになりました。

また、そうした行動は周囲の人との関係をも変えます。

毎日同じことをしていると、あるときから、通りすがりの人が声をかけてくれるようになったのです。「あなた、いつもここで掃除しているわね」「ごくろうさま」と。

人間関係――なかでも出会いを「縁」という言葉で表しますが、こうした周囲の環

掃除をすると自分の視野が広がる

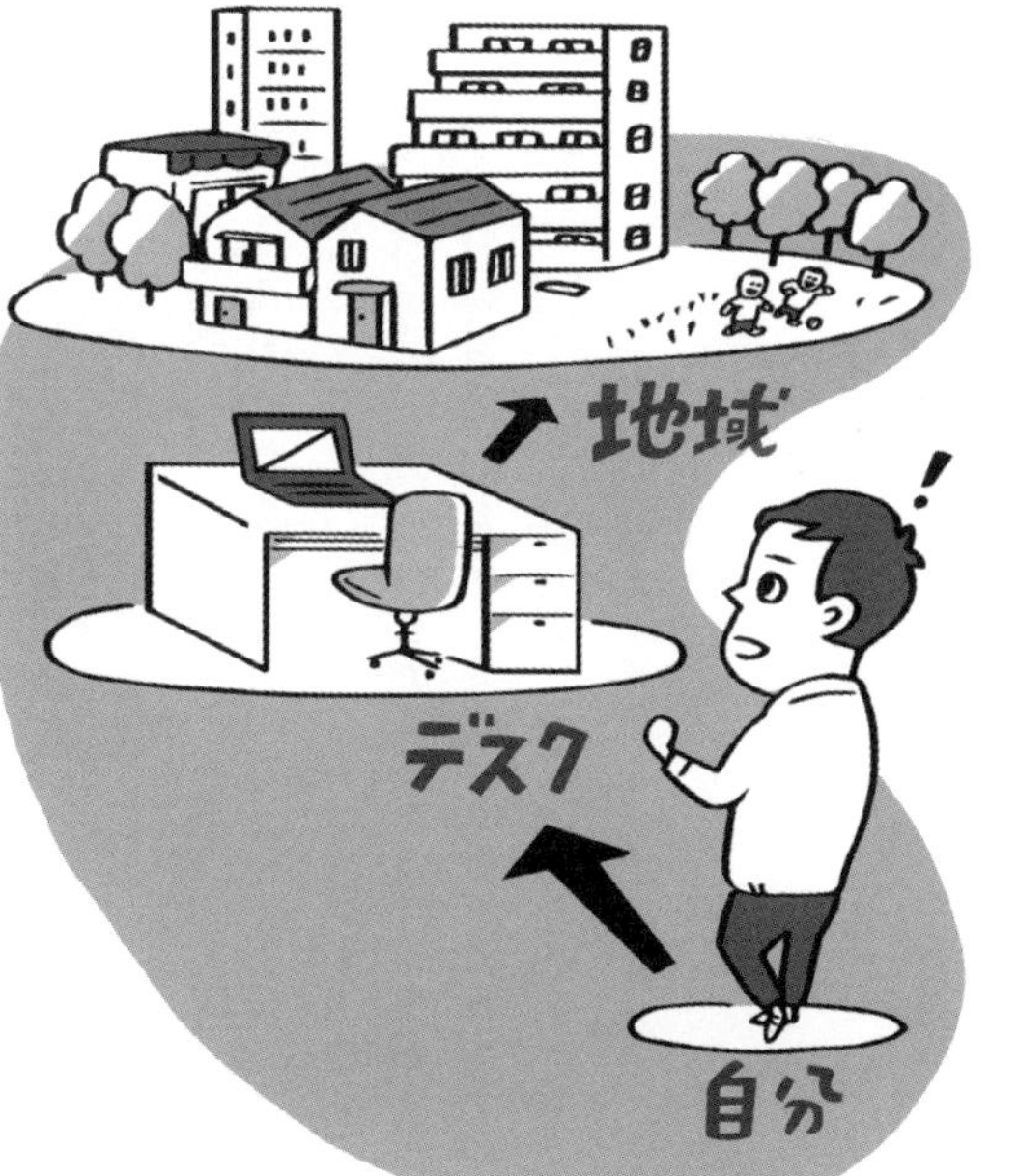

視野が広がると、観察力が身につく。
「縁」は、こうした些細なことの延長線上にある！

境と、自分の行為との関係性によって生まれるものは、先に述べた部屋の掃除ができているかどうかという些細なことの延長線上にあるということを理解していただきたいのです。

■自然と触れ合って、変化の感覚を磨く

リスクマネジメントという点でも、こうした環境に対する理解力は大事です。海や山、動物や植物などの自然に触れて、変化の感覚や、物事がいかに自分の思い通りにならないかを体感として持っている人であれば、自然に理解できると思います。

現代の日本社会では、人間の都合に合わせた人工的な環境が多すぎます。たとえば電車は1分と遅れずに出発しますし、通販で注文した品物も翌日には届きます。カーナビゲーションがあれば、どこに何時に着くかも大体わかりますし、スマートフォンさえあれば、外出先でもたいていのことはできてしまいます。

これでは理解力も鈍ってしまいます。人工的な環境や与えられた情報よりも、思い通りにはならない自然と付き合うことで、自分自身の判断力が鍛えられるのです。

祖父が漁師だった私は、世の中や人間関係のことは、無意識のうちに「自然」や「海」と同じようにとらえてきたように思います。

海からは幼心《おさなごころ》にもさまざまなことを学びました。たとえば自分がどんなに万全の準備をしても魚が獲れないこともあるという当たり前のことや、天候の急変などを知らせる小さな異変を感じ取る力、あるいは今のこの状況から時間が経ったら波と風はどう変わっていくかを時間軸で分析する感覚などもそうです。

私が漁に連れて行ってもらったとき、祖父は遠くに小さな異変（雨雲など）を見つけると、迷わず港に戻りました。

「晴れているのにどうして帰るの？　もう少し魚を獲ろうよ」という私の意見にも、まったく聞く耳を持ちません。しかし、港まで引き返した途端に大雨になるのです。

同じものを見て「晴れている」とだけとらえる人と、遠くの変化を見逃さず、引き際を的確にとらえる人とではリスクマネジメントに差が出ます。海の男は判断を間違えると命にかかわりますから、祖父もリスクに対する感覚はとても優れていました。

都市や社会という環境でも同じことです。

私も、傍から見ればうまくいっているような状況でも方針転換をいといません。周囲の人たちは「先生、今どうして変えるんですか？　うまくいっているじゃないですか？」と言いますが、私にはその小さな異変が未来にどんな大きな禍《わざわい》をもたらすかが見えるのです。

仕事は「何をするか」ではなく、「だれとするか」が重要だとよく言われますが、私もビジネスパートナーがどのような価値観を持っているかを重視します。そのプロジェクトが目先の利益の出るものであったとしても、それが自分だけの利益を考えたものであれば、やがてはうまくいかなくなることが明らかだからです。

正しい脳の使いかたがわかっている人ほど、**自分のことだけでなく、周囲の環境の変化にも敏感**なものです。

成功脳になる
正しい脳の使いかた！

自分だけでなく、身の回りの変化にも敏感になる

21 「ポジティブシンキング」のとらえかた

○ 成功脳の人は
リアルに考え、ポジティブに実行する

× ざんねん脳の人は
不安があるのに、ポジティブに考える

「何事もプラスに考える」「いつも明るく」といった態度はとても大事ですが、世間で推奨されている「ポジティブシンキング（積極思考）」という考えかたについては、その正しい意味を間違っている人が多いように感じます。

「ポジティブシンキング」そのものは、脳にとっても非常によいことなのですが、その副作用を知っておく必要があります。

ポジティブに考えているときには脳がスムーズかつ効率よく働きやすいですし、そもそも今行動しているのに「やっぱりダメか……」などとネガティブに考えれば、そこで脳も思考を停止してしまいます。

しかし、現状の分析も正しくできておらず、実現可能な具体策もないのに「とりあえずポジティブシンキング」というのは注意が必要です。まだ不確定要素しかない未来に対して、プラスにだけ考えれば失敗してしまうからです。

何でもポジティブに考えれば不安は消えますが、**現状から離れてしまうという副作用**があります。薬と同じで、「これを飲めばすべてよくなる特効薬」などないのです。

未来の事象であれば、ポジティブかどうかよりも、実現可能な道を具体的にイメージするほうが大事です。つまり**「リアルシンキング」**のほうがいいと思います。

■不都合な事実から逃げない

「とにかくポジティブで行く」といっても、どこに向かって行くのかが具体的でなければ意味がありません。

自分の現状や願望、悩みなどをじっくり理解し、現実的にゴールを決めていけば、今の自分に足りないものに気づきます。何をすればいいかもわかります。とにかくポジティブなだけの人よりも、それらに具体的に気づくことのできる人間のほうが成功するのです。

大事なのは「リアルに考え、ポジティブに実行する」ことです。

振り返ってみると、私は3つの経験からその習慣を身につけました。

ひとつめは、スポーツに打ち込んだ経験です。**スポーツで上達しようとしたら、ただ練習するだけではなくて、自分の状態や練習の効果を常に振り返る**必要があります。

コーチなどからのアドバイスも、やみくもにしたがうのではなく、自分に必要な事実を見極めて、取捨選択していかなければなりません。

2つめは、科学者としての経験です。**仮説を立て、実験をして、事実だけを取り出して、研究としてまとめていく**――という態度を、私は医学や脳の研究を通して学びました。

3つめは、母の教えです。母からは、**「相手の言うことは、よい意味に受け取りなさい」**と言われていました。人格を否定されるかのような厳しい指摘をされたとしても、それを放った相手は責任を持って何かをしてくれるわけではありません。そうであれば、自分自身でその発言をいいように解釈して、成長のアドバイスとして変換するしかないわけです。

こうしたことが重要なのは、ビジネスシーンでも同じです。

「次」――つまり、自分の未来のために過去を使うのです。自分が行なったことをきちんと確認していくと、役に立つ情報が得られ、理解系脳番地も発達していくのです。

ところで、私自身も浪人時代にポジティブシンキングの罠《わな》に陥ったことがあります。

自分に足りないものも見極めずに「俺は絶対大丈夫だ」「絶対に合格できる」と思

い込んで不安に蓋《ふた》をしていました。しかし、「これで合格できる。それ本当か？」と、いわば**「ダウトシンキング」**に変えたことで、自分に足りないものが見えてきて、それからすぐに合格することができました。

「ポジティブ」ならば、目標に向かっての「事実（つまり足りないもの）」をポジティブに受け入れるべきであり、「シンキング（考えかた）」だけではなく、そこに「リアルメソッド（具体策）」も準備すべきだったのです。

人の命をあずかる医師は最悪の事態から想定して対応するので、ほとんどが「ダウトシンキング」を実践しています。

成功脳になる
正しい脳の
使いかた！

ポジティブシンキングだけに頼らない

22
イヤな上司との付き合いかた

○

成功脳の人は

上司をタイプ別に分けて攻略する

×

ざんねん脳の人は

上司のイヤな言葉をいつまでも引きずる

次に「しんどい人間関係」についても見ていきましょう。

組織のように年齢も価値観もまったく違う人間が集まる集団では、人間関係の問題が起きて当然です。だれとでも打ち解けてうまく関係を築ける人と、コミュニケーションが苦手で、うまく人間関係を築けない人との違いはどこにあるのでしょうか？

■イヤな記憶には新しい意味づけを行なう

以前、相談を受けたケースで、現役時代に上司から受けた酷《ひど》い仕打ち（今風にいうとパワハラ）を、70歳を過ぎてもなお忘れられずに悩んでいる人がいました。

もちろんふだんは忘れているのですが、何かのきっかけで当時の上司とのやり取りとイヤな感情がフラッシュバックするのだそうです。

この人は会社を離れてもうずいぶん経つのになぜだろう？　と思われるかもしれませんが、原因は単純です。その人は、過去に自分が体験したことに対する「新しい理解」ができていなかったのです。**ツラい過去がそのまま放置されていて、脳の中で記憶の形状が変わっていない**ということです。

新しい理解とは、その体験に新しい意味を与えることです。たとえばＳｔｅｐ２でも述べたように、他人から嫌みや悪口を言われたときに、「この人はなぜそんなことを言うのだろう？」と検証して、真相や背景を理解することもそうです。

自分に酷いことを言った上司も、実はその上役の上司から追い立てられて、仕方なく自分の職務を遂行しただけだったのではないか。あるいは、家族とうまくいっていなくて、家庭崩壊のイライラを部下にぶつけていただけだったのではないか。だから上司の言動は彼の本心ではなかったのではないか……こんなふうに新しい意味づけができると、過去の経験をいつまでも引きずることがなくなります。

当たり前のことですが、上司の脳と自分の脳は違います。

イヤな上司は、「あなたの脳にとってイヤな状態」を具現化している存在です。脳番地の発達している部分がお互いに異なるため、反《そ》りが合わないのも当然なのです。

■苦手な相手は脳番地の特徴別に「脳タイプ」分けする

イヤな相手とのコミュニケーションができないというのは、好きとか嫌いとかではなく、自分の脳がその相手に対しては働かないということです。なぜ自分の脳が停止して働かないのか？　というところまで分析してみましょう。

自分は相手の話しかたがわからないのか、声が嫌いなのか、ルックスがイヤなのか……など、イヤな理由がわかったら、それに該当する「脳番地」を割り振って、ネーミングをつけていきます。

組織でよく見受けるのは、次の3タイプです。

①「アカデミック脳」タイプの上司

感情系脳番地が弱くて論理的です。情報分析だけを気にします。こういう上司には個人的な事情を話し、情に訴えてもムダです。たとえば残業が多くて困っている場合には、「もういっぱいいっぱいで、大変なんです……」と言ってもわかってもらえません。そうではなく、「今月は○○時間残業をしています」とか「指示された仕事は2日はかかる量です。それを1日でやるのは物理的に無理です」などと明確な事実を突きつけるのが効果的です。

②「マイペース脳」タイプの上司

自分というものを強烈に持っていて「俺についてこい」というタイプです。そのくせ情報処理が苦手で、人の話を聞きません。だから、思いつきで「すぐに計画を持ってこい」などと指示して、下にいる人たちは振り回されます。こういう上司に対しては、情報分析が得意な補佐役として対応するとよいでしょう。たとえば事前にいろいろと固めたうえで「こういう情報があるのですが……」と提案して、決断だけをしてもらうのです。

③「ストレート脳」タイプの上司

行動力が抜群で、相手のことなど関係なく物事をどんどん推進していくタイプです。激しやすく、空気も読めません。言いたいことを言って相手を傷つけておいて、自分はケロッとしています。ただし、本人にはまったく悪意がないので、こういう上司にはいちいち感情的に反応しないことが大事です。上司は、そのときの状況をなんとかしようとしているだけなので、こちらはあくまでも専門家として、情報をどんどん与えるようにすればいいでしょう。また、このタイプの人に対しては、メールや電話で

上司の脳タイプを見極めて対応する

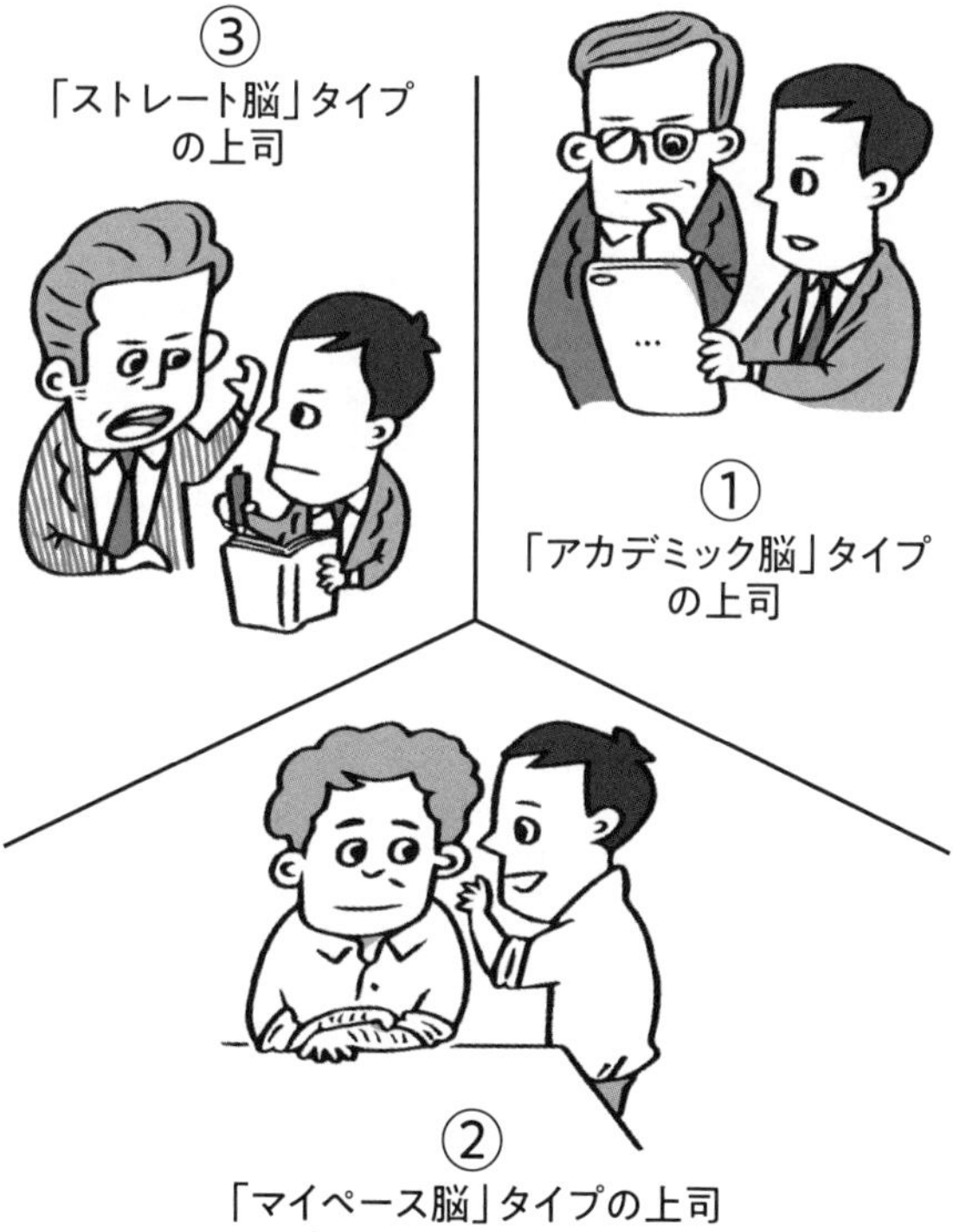
③
「ストレート脳」タイプの上司
①
「アカデミック脳」タイプの上司
②
「マイペース脳」タイプの上司

相手のことがわかれば
自分の対処法もわかって楽になる

はなく直接会って話すことが大事です。

これらのネーミングは上司を脳のタイプで分けたものですが、逆に、自分の脳にとってその上司がどのように苦手かを考えていくのもよいでしょう。

たとえば、その上司のことが感情的にイヤなら「感情系脳番地上司」と名付け、むっつりして何を考えているかわからないところがイヤなら「理解系脳番地上司」と名付けておきます。とにかく口うるさい人で閉口しているのなら「伝達系脳番地上司」といった具合です。

このように相手によって脳番地を決めておけば、相手のことも、そして自分のこともよくわかって対処できます。気持ちも楽になるでしょう。

■人のよい部分と悪い部分を「分解する」

さて、社会人であれば、どんなにイヤな上司だろうがクレーマーのお客さんであろうが、好き嫌いを超えて最低限のコミュニケーション、つまり仕事に必要な「情報交換」ができなければなりません。

では、苦手な相手とどのように情報交換をしていけばいいのでしょうか。

ここでも有効なのは、Ｓｔｅｐ２で述べた**「苦手なものを分解する」**考えかたです。イヤだからといって相手を全否定するのではなく、受け入れられる部分とそうでない部分、あるいは仕事上の付き合いとして必要な部分と、そうでない部分を分解して考えるのです。

たとえば私は医師ですから、どんな患者さんが来ても、本人のパーソナリティに関する部分と病気に関する部分には一線を引き、治療に必要な情報交換ができます。

営業職や販売職がお客さんに接していくときも、基本は同じではないでしょうか。そうした考えかたを、自分の上司との関係でも取り入れるのです。

それでも感情にとらわれてしまう人は、嫌いな上司がいたら、その人を観察して、**よいところを３つくらい挙げてみましょう**。また、その上司がしてほしいと思っているであろうことを推測して、タイミングを見計ってやってあげましょう。これも脳トレの一環です。生理的に無理な場合は、上司が福山雅治だと思って会話してみるのはどうでしょう？　女性の上司なら、その人のイメージに近い芸能人をイメージして話すのです。私も若いときには、「この人は、あの俳優に似ているなあ」などと考えながら会話していました。冗談のように聞こえるかもしれませんが、要するによい特徴を早くつかまえ、上司に対する「理解」を上書きすることです。

自分が30代や40代になったら、批判や注意、指導などを受ける機会が減るわけですから、批判してくれる人が周囲にいるということは、それだけでも貴重なことです。何も言われなくなると、客観的な自己確認がしにくくなるうえに、責任は増します。

他人からの批判を「口うるさい」ととるか、「ありがとう」と言えるか——その度量の広さが、あなた自身の人生の豊かさを決めることを忘れないでください。

批判が聞こえてくる20代のうちが、脳を伸ばしやすい時期なのです。

成功脳になる
正しい脳の
使いかた！

たとえ「合わない人」でもよいところを探し、理解を上書きする

23

自分の考えを主張したいとき…

○
成功脳の人は
発言力を高めるため、人間力を磨く

×
ざんねん脳の人は
「何を言うか」にこだわる

「上司が時代遅れな考えかたしかできないからタチが悪い。どうしようもないよ」

「同じことを言っているのに、いつも採用されるのはアイツの案ばかり」

飲み会や職場の雑談でよく交わされるグチですが、これにも注意が必要です。

なぜなら、自分が今いる環境についてグチや不満ばかり言っている人は、要するに「自分は変わりたくない。でも周りには変わってほしい。今の状態をなぜ変えてくれないのか？　自分の言うとおりにしてほしい」と言っているのと同じだからです。

周りの環境に変化を要求しているだけで、自分の脳の成長をとめていることが問題です。理解力が身についている人は、その状況に加えて、自分自身の影響力についても的確に把握しています。

■脳は言語だけでなく非言語情報も受け取っている

先の例で言えば、自分の考えが正しいのに相手がうまく受け取れない、だれが言うかによって受け止めかたが変わるのは公平ではないという不満が現れています。
しかし**残念ながら、脳というのは論理だけをそのまま受け取ることはありません。**

そのため、「何を言うか」だけでなく「だれが言うか」に大きく左右されているのです。

情報はその内容だけでなく、必ず「だれが言うか」とセットで伝わります。不思議なことに普遍的な事実だけを扱う科学の分野でも、1905年に発表された「アインシュタインの相対性理論」のように、必ず「だれが」発見したのかという、発見者と発見対象がセットになります。さらに「どのような状況で言うか」も問われます。

日常的な場面において「だれが、どのような状況で言うか」に左右されるのは、脳が言語情報だけでなく**非言語情報も受け取るから**です。

ある高校野球の監督は、バットの素振りでも本当に150キロの球を打つつもりでやっている生徒と、手を抜いている生徒は一目でわかると言います。おそらく、本物の150キロの球をイメージして素振りをする生徒は、足の踏み込みや歯のくいしばりかたなどが違うのでしょう。そうした細部の違いをすべて論理で理解せずとも、経験上、非言語の雰囲気から情報分析して理解しているのです。

ビジネスシーンにおける非言語情報として、何が影響するかといえば、ひとつは**確信があるかどうか**です。同じ提案でも、提案する本人が自信を持って提案するのと、とりあえず提案されるものとには、内容以上の差があるのは当然です。

脳科学の世界でも同じです。古今東西、日々さまざまな研究成果が報告されますし、頭のよい人なら、それらの知見も活かしてそれなりの新しい研究成果を上げることも可能でしょう。しかし、その裏側に当人の苦しみや、必ず人の役に立つという確信がなければ、すぐに廃《すた》れるのです。私も、自分の研究について、つねに自問しています。

さらにいえば、**日頃の態度からもそうした非言語情報は伝わっています。グチをこぼす自分が周囲からどのように見られているかにも意識が必要です。**自分の仕事であるにもかかわらず、環境に対する不満や自分の苦労ばかりをこぼす人は、自主性や責任感がないと判断されてもしかたがありません。自分の影響力を上げたければ、脳科学的にも日頃から真摯《しんし》に課題に向き合い、「人間力」を磨くことが重要です。

成功脳になる
正しい脳の使いかた!

自分が周囲からどう見られているかを意識し、たえず「人間力」を磨く

Step 4

「進化力」で、新たな自分をつくる

24

脳を成長させるためには？

〇

成功脳の人は

「経験」から学べることを重視する

×

ざんねん脳の人は

「勉強」から学べることを重視する

脳を成長させるためには、自分を発見・認識することが不可欠です。これを私は「進化力」と呼んでいます。それは、自分の頭で考えるだけでは足りません。どんな経験をするかに大きく影響されます。

大成する人は例外なく修羅場、困難な状況をくぐり抜けてきている人ばかりです。医師の世界には「最初の年から重症患者を持ったほうが大成する」という有名な格言もありますが、思わず逃げ出したくなるような困難な状況に立ち向かうことが脳を成長させるということでしょう。

不思議なことに、医師のなかには、1、2年目に楽な患者さんばかり回ってくる人がいる一方で、重症患者さんばかりやってくる人もいます。その医師の力量に合わせて、相応の患者さんがついてくるかのようです。

それはともかく、最初の職場の2年間が「ぬるかった」ら、おそらくその医師は一生ぬるい環境で働くというのが先輩の格言でした。実際にこの期間に厳しい現場でもまれると、医師としての人格というか、肝がすわって、たしかに風格が漂ってきます。

これはどんな世界でも同じでしょう。慣れた仕事しかしない人は、成長の機会を逃していることにほかなりません。逆に困難だと思える状況に立ち向かった人は、進む道を広げ、新しい自分を発見する貴重な機会を得ることができるのです。

■ルーティン仕事にこそ、改善や工夫のタネが詰まっている

そのためには、たとえば難しい仕事を自分から手を挙げて引き受けてみるとか、厳しいノルマを自分に課してみるとか、あるいは仕事と趣味をどちらも手を抜かずに全力で両立させてみる——といったことが大切です。

こうした行動は、あなたが本気になりさえすれば何も難しいことではありません。同僚たちが面倒くさがって避けている役割を買って出るのもいいでしょう。「だれにでもできる仕事は、自分がやることじゃない」——こんな意識で、ルーティンの仕事も満足にできない人が「困難な状況」を乗り越えることはできません。**だれでもできるルーティンの仕事にも本気で取り組むことで、だれも気がつかなかった工夫が生まれ、そこで初めてあなたにしかできない仕事に変わる**のです。

また、そうした本気のチャレンジをつづけていると、自分はどんなことに本気になれるのかもわかってきます。自分は今の仕事に本気になれるのか？　子育てに本気に

なれるのか？――それは残念ながら自分自身の経験からしか見出せません。

役者や芸人を目指す人であっても、まだ十分に稼げない下積み期間は、好きな本業を支えるため、空いた時間にアルバイトをするという人がほとんどです。「やりたい」ことと生活することを分けているわけですが、生活のためといっても手を抜かず、「こんなお客さんや、こんな同僚がいた」「今こんなことが流行《はや》っている」といった、そのアルバイトでの人間観察の経験を本業に活かせる人が、その後成功するのです。

会社員の場合は仕事と趣味を分けるということになると思いますが、日常生活と余暇の過ごしかたが十分でないと、やりたいことに対して鈍感になってきます。

友人のアメリカ人は私に「日本人は働くために働く。アメリカ人は遊ぶために働く」と言うのですが、たしかにその辺りをある程度は整理しておくとよいでしょう。お金が欲しいのか？　実績を積むのか？　将来のための経験か？――お金が欲しいのだったら、何のために使うのか？　といった整理です。

脳は何らかの目的を遂行するために働くのであり、目的をもたない人は目的のない脳の働きになります。

結局あとで何も残らなかった……ということのないようにしましょう。

■目先の利益ではなく、将来のチャンスが広がるほうを選ぶ

新しい自分を発見するための進路の取りかたとして、具体的に次の2つを基準にするとよいでしょう。

ひとつめは、目先の利益ではなく、将来のチャンスが広がるほうを選ぶこと。

たとえば金銭的な条件がよいほうを選ぶのではなく、自分の目標の実現に近づくほうや、選択肢の幅が広がるほう、あるいは将来もっと裕福になるような道などを選択するということです。それが次につながるのかどうかをよく考えなければなりません。

それは給料の話だけではなく、ギャンブルなど乱れた生活態度を含め、将来につながらないものには手を出さないということです。絶えず、その選択をしていくのです。

私が常に選んできたのは「脳を知る道」がつづくことです。

一方を選べば、教授への道が保証される。他方を選べば、社会的な地位は高くないけれど脳のことがわかる道につながっている——。この二者択一ならば、迷いなく後者の道を進んできました。

たとえばアメリカ留学中、帰国すれば医師として年収1000万円以上の収入が見込めるのに、私は脳の研究のために残り、1日20ドルも使えない極貧生活を6年間つづけました。まるで脳の修行でした。しかし、心はいつもワクワクしていました。

つまり、自分が夢や目標に向かって進んでいるか？　目先の欲望に負けていないか？　そのための努力を続けているか？……といった**徹底した自己評価こそが将来をつくる**のです。自分の好きなことだけをする人は多いのですが、自己評価をする人はとても少ないものです。このことは忘れないでください。

■「面倒くさい」と思うほうを選ぶ

2つめは、自分が面倒くさいと思ったことを選択することです。そのほうが長い目で見ると自分のためになります。

なぜなら、何かをするときに**自分が面倒くさいと思うことは、「それを実行するためには、脳の働きを何段階も増やさないといけない」というサイン**だからです。

ということは、面倒くさいことを処理したほうが、いつもとは違う脳番地を使うことになるので、その部分の脳が伸びるのです。

だから、ふだんの生活では自分がやらないようなことほど、率先してやってみるといいでしょう。たとえばオンライン飲み会を企画するとか、ツアーではなく個人旅行をしてみるとか、パーティの司会やスピーチを頼まれたら断らないといったことです。

「難しいか、簡単か」だったら、難しいほうへ行く。「人との出会いが多いか、少ないか」だったら、多いほうに行く。易《やす》きに流れず、時間のかかるほうを選ぶ。

日頃の生活のなかでやろうかどうしようかと迷うことがあったら、とりあえずやってみる習慣をつけてみましょう。そうすれば、思わぬ価値を発見しやすくなります。

これが自分を前進させてくれるのです。


成功脳になる正しい脳の使いかた!

「経験」の価値を知り、とりあえずやってみる

25

「大成したい！」と思うなら…

○

成功脳の人は
人とは違う経験に価値を感じる

×

ざんねん脳の人は
人と同じ経験を積みたいと願う

「自分ひとりだったら絶対にしないような行動をする」ことも、脳の進化には大切です。簡単なのは、自分がふだんしないことを人から誘われたら、乗ってみることです。

たとえば、私は以前、プロレス観戦に誘われたことがありました。正直に言えばプロレスは観たことがないし、自分からわざわざチケットを手配してプロレスを観に行くことなど絶対になかったでしょう。しかし、せっかくのお誘いということもあり、編集者や次男も連れて出かけたところ、意外な発見があったのです。

試合には迫力を感じましたし、プロレスラーのパフォーマンスには感心しました。若い人たちが熱狂するのもわかりました。やはり、自分がその場に足を運び、体験して初めてわかることはたくさんあります。

もちろん「行ってみたけど、とてもつまらなかった」という結果で終わることもありますが、そうした体験もムダにはなりません。自分に合わないものをひとつ知ることで自分の座標軸もわかるからです。

あなたも、だれかから誘われたら、自分に合うか合わないかを考える前に行ってみることです。誘うほうもわざわざ声をかけてくれるわけですから、他人から見た「この人は好きそうだ」という目線を知ることにも発見があるはずです。

■名刺にひと言「自分がこれからしたいこと」を書いて渡す

積極的に未知の経験を増やす方法もご紹介しましょう。仕事で出会う人に、**名刺の空いているスペースにひと言「自分がこれからしたいこと」を書いて渡す**のです。

名刺というと、多くの人々にとっては名前と連絡先を伝えるためのツールですが、それを**自分の「脳の成長」のために使う**のです。

本当に相手のことを知りたいのなら、名前や所属先などより、その人の目標や価値観に関心があるはずです。私はかつて、出会った人には名刺の裏に1行ほど、自分の目標や夢を書いて渡していました。名刺がきっかけになって、私の夢について会話することが多々ありましたし、そこから広がったご縁もあります。

人はみな、心の中に夢を持ちます。しかし、その夢を実現するプロセスまでは明確に考えられないものです。しかし、自分の夢を他人に語ることで、イヤでもその手順を考えます。興味を持ってくれた人が、「すごいね、どうやるの?」「○○についてはどうするの?」などと聞いてくれるので、説明に迫られるからです。

そのとき、リアルなプロセスを考えることで、しだいに夢の解像度が高まります。社会には、一見偶然だけで成り立っている出会いにも何らかの意味があります。縁が広がることで、自分ひとりではできなかったことができるようになり、もっとよいアイデアが浮かぶかもしれません。

大成したいと思うなら、人とは違う経験をなるべく多く積みましょう。**人と同じ経験値で、人より優れることはありえません。**とくに自分の近くにいる人とは違う経験を重ね、さまざまなタイプのユニークな人と出会う努力をするのです。

それにより、自分の立ち位置を確かめるための座標軸ができて、あらゆる脳番地が活性化します。そうした行動を継続していくうちに、偶然が必然に変わるのです。

成功脳になる
正しい脳の
使いかた！

「自分ひとりならしないこと」を引き寄せる仕組みをつくる

26

「すぐ動ける人」になるには？

○

成功脳の人は

小さなことから行動に移す

×

ざんねん脳の人は

行動できない理由ばかりを探す

行動や経験こそが大事だといわれても、すぐに実行に移せる人ばかりではないと思います。

「いざ始めようとしても、あれこれ考えてしまって、なかなか行動に移せない」

「やらなきゃいけないとわかっていても、どうにもやる気が起きない」

わかっているけど動けないというのは、「ざんねん脳」の大きな弊害です。

学業成績は優秀で、言われたこと、与えられたミッションをルールどおりにこなすことは得意でも、それ以外のこと——つまり自分で考え、主体的に行動しなければならない場面では行動できない人が多いのです。

もっとも、最初の一歩が遅いのは、しかたのない面もあります。なぜなら、**脳が最初の一歩を踏み出すときには通常の数倍のエネルギーを使います。**不慣れなことをしようとすれば、脳の血流が増えて、とても疲れるのです。

人間は楽しいことは簡単にできますが、当然ながら、疲れること、非効率なことについては心理的な抵抗が生まれます。

だから、すぐに脳を働かせるには、やりたい動機をつくり、達成するための手順を見つける必要があります。

■あれこれ考えてしまって動けない人への処方箋

「あれこれ考えてしまって動けない」人に私が贈るアドバイスは、「1番目の行動」を決めることです。すべきことのすべて、あるいは遠い目標をイメージするのではなく、細分化して、とりあえず「今やること」をひとつ、決めていけばいいのです。

たとえば自分で会社をつくろうと思ったら、やるべきことがありすぎて途方にくれてしまいますが、まずは「会社の作りかたの本を買いに行く」とか「ネットで調べる」を1番目にします。今すぐできることだけを考え、実行すればよいのです。

部屋を片付けようとするなら、手順をあれこれ考えるのではなく、まずホコリ対策としてマスクをつけてみることです。こうして、まずその瞬間の1番目を決めたら、それをこなします。そして次の瞬間に、また次の1番目を決めていけば、アクションにつながります。1番目だけを決めることによって、脳の中に「即実行する回路」をつくることができます。その瞬間の1番目だけに絞るのです。

行動に移せない人は、紙に書き出すだけでもかまいません。書くことで運動系脳番

地が刺激されますし、ひとつでもこなせば脳が達成感を覚え、やる気が湧いてきます。

目の前のゴミを片づけたら、部屋全体をきれいにしたくなることがあるはずです。「テーブルを拭く」「手順を紙に書き出す」といったような、どんな小さな行動でもよいので運動系脳番地を働かせて回路を変更することが効果的です。

また、Ｓｔｅｐ３で述べたように、片付けられない人ほど周辺の理解が疎《おろそ》かになる傾向があります。デスクが散らかっている人は、頭の中も整理できていないのです。

もし私が今すぐ何かをするとしたら、散歩に行きます。歩いたことのない道をしばらく歩いてから、実際の作業に取りかかります。未知のコースを進むことで、脳の中でも新しいアクションを起こせるようになるわけです。

成功脳になる
正しい脳の使いかた！

「考えても動けない」なら、まず手や足を動かす

27 自分を高めるために、だれから学ぶか？

○ 成功脳の人は「だれからでも」学ぼうとする

× ざんねん脳の人は「デキる人」からだけ学ぶ

「ざんねん脳」の最たるものは「教えてもらう」意識が染みついていることです。

私が28歳のときのある日——今でも覚えていますが、とても天気のいい日でした。勤務先の病院の図書館で調べものをしていたときに、「そうか、これからはテスト勉強にムダな時間をとられなくてすむんだ。自分で好きなことを学んで自分を教育すればいいのか。それが医者だし、自由業だよな」と気づいたのです。言葉にしてみればなんでもないことですが、これが私自身の大きなターニングポイントでした。

学生時代の試験のための勉強よりもはるかに頭が冴《さ》えて、やる気になっている自分に気がついたのでした。自分の意志で調べものをしている——本当に学びたい気持ちに気がついた瞬間でした。

「自ら学ぶ」という姿勢が重要なのは、どんな世界でも同じです。学生時代とは違って、社会に出れば、**何を学ぶべきか、どうすればうまくいくかという答えもひとつではありません。すべてを自分自身で決められるのです。**

しかし、多くの人はその違いに気がついていません。学生時代は成績優秀で頭脳も優れているのに、社会に出たらつまずく人がいるのは、ここに理由があります。

自分で自分を教育するというのは、大変難しいことです。ただし、それはあなたに能力がないからではなく、日本の教育制度がその力を伸ばすようになっていないからです。その意味では、「なりたい自分」になるためにどうやって自分を教育していくか、という意識になったときに、その人は本当の社会人になったといえるでしょう。

■肩書ではなく、その人のスキルに注目する

もうひとつ大事なことがあります。実はこれが本題でもあるのですが、それは「だれからでも学べることがある」ということです。

今の自分を進化させるために過去の学歴が意味のないことはすでに触れましたが、そうしたコンプレックスがある人ほど、「大学はどこ？」「どの企業に入ったの？」など、世間的なランクを気にする傾向があります。その**人物を見る前に、そうしたランクだけで人を見ていては、学べるものも学べず、成長できないのは当然**です。

大成する人ほど、どんな立場の人からも学ぼうという姿勢が自然に身についていきます。世間的なランクも、相対的に変わっていくものです。そのことを理解し、どんな人からも謙虚に学ぼうという姿勢がある人は、いつまでも成長をつづけられるのです。

これは私が海外に飛び出して実感したことなのですが、世界的な権威にまで上りつめた人ほど、自分にとって学びになると思えば、謙虚な姿勢で聞いてくれます。たとえば20代で国際学会で発表した際には、肩書もなければ英語も満足に話せない日本から来た若造に、各分野の権威といわれる面々が興味を持って話しかけてくれました。

もちろん知識の量は向こうのほうがはるかに豊富なのですが、彼らは**相手の話のなかにその分野を変えていく最先端の知識、未来性があるかどうかを見ている**のです。

どんな仕事であっても、肩書ではなく人間自体に、そしてその人のやっていることやスキルに興味を持って、だれからも等しく学ぼうという姿勢を持つことこそが脳の成長の近道なのです。

成功脳になる
正しい脳の使いかた！

だれからも学べることがあると考える

28
得意分野の見つけかた

〇
成功脳の人は
ひとつの肩書にこだわらない

×
ざんねん脳の人は
得意なことだけに「専念」する

いわゆる文系と理系の違いについて聞かれることがあります。しかし、この文系と理系という分類が、日本教育の一番の問題であり、弊害だと思っています。

たとえば「政治学」は英語では「Political Science」ですし、「社会科学（Social Science）」という分野もあります。また、理系の内容を記述するためには文章力が必要です。だから本当は表裏一体なのに、みんななぜか「理解だ、文系だ」と言います。

この2つは、日本の学校制度から生まれた能力のふりわけにすぎません。

私は、文系と理系の選択に関しては考えかたを変えたほうがいいと思います。理系科目と文系科目のいずれが得意かというのは、16〜17歳ぐらいまでの頭の中で、どちらが最初に育ちやすかったかという程度の差だと思ったほうがいいのです。

そのぐらいの年齢だと経験の蓄積が少ないので、それまでの読書体験や、あるいは数学を担当した先生との相性など、環境に依存しているだけです。だから、**文系、理系のどちらかに適した脳があるというのは誤解**です。

たとえば知人の男性は、もともとは自国の空軍のパイロットでした。その後、退役して大学院へ行き、動物の脳研究で博士号を取得しました。しかし、学生時代は生物系の科目を履修しておらず、すべて独学で身につけたものです。

彼のケースは、文系・理系など関係なく、また年齢にもとらわれることなく、自分のなりたい姿に向かって、脳をうまく鍛えた好例だと思います。

■各分野で差異を生み出せる人が成功する

社会で成功するかどうかという文脈であえて言うなら、文系で科学的な人は成功するし、理系で文学的な人は成功します。なぜなら、彼らは差異を生み出すからです。

たとえば文章表現というのはファジーなものですが、それに対して科学的なコメントができる人は当然、文章が整然としてきます。

一方、数学の公式や物理理論の解説において、その行間を埋めるような文章表現があれば、人々に理解させることができます。新聞や雑誌、テレビ番組によく登場する科学者や科学ジャーナリストは、それができる人たちです。

現代は、そうした「分野を超えられる適応力」が求められています。

サッカーもそうです。戦術の変更に合わせて複数のポジションができない選手は、トップチームでは活躍しづらい時代になっています。芸能界もそうかもしれません。

歌だけ、お笑いだけというよりも、横断的に活躍できる人が生き残っています。

あなたも、自分の世界での「ユーティリティ・プレーヤー」を目指してください。

脳番地の成長という意味でも、**いろいろな役割に適応できる能力を目指すことが、正しい脳の使いかた**です。そうしているかぎり、何歳になっても脳は劣化しません。

■自分の肩書を固定しない

現代では「肩書」にはこだわらないほうがよいでしょう。「これが自分だ」あるいは「自分の能力はこれだ」などと、縛られないほうがいいのです。

私は医師ですが、「仕事は医者だけだ」などと思ったことはありません。脳を研究するために必要性があって医師になりましたが、違うこともできます。今は株式会社「脳の学校」の経営者ですし、作家でもあります。祖父が生きていたときには、漁師の手伝いもお手のものでした。畑や田んぼに出れば、農業もできます。

仕事に求められる能力というのは、決してひとつではありません。逆に「これができるなら、あの仕事もできる」ということはいくらでもあります。そうした持っている能力のすべてが自分なのです。

たとえば、幼いときからスポーツしかやってこなかったスポーツクラブのコーチが、蕎麦屋《そば》を始めた。繁盛したのでチェーン展開することになり、今度は経営者として大成功した――。この人はできることを増やしていった結果、もうひとりの別の自分をつくったわけです。**自分で自分に対する肩書を固定しないことが大事**なのです。

みなさんも、自分が無知で――つまり自分が一番バカで、好奇心にあふれていた年齢を思い出して、その意識で生活することをおすすめします。そうしていると、なんにもわからないから、なんでも吸収したいという欲求が生じてくるのです。

成功脳になる
正しい脳の
使いかた!

肩書よりもさまざまな能力を得ることを考える

29

何度も「同じ失敗」を繰り返してしまう…

○

成功脳の人は

ミスがないように他人に頼る

×

ざんねん脳の人は

コミュニケーション不足になりがち

仕事には人一倍真面目に取り組んでいるし、いつも慎重に向き合っているつもりなのに、何度も同じミスを繰り返してしまう――だれにでもそんな経験があるはずです。そんな場合、「なぜこんなこともできないのだろう」と自分を責めてしまいがちですが、それでは失敗を繰り返すクセが強まるだけです。

「脳番地」でいえば、**ミスをしてしまうというのは、考えて行動するという思考系から運動系に伝達するプロセスがうまくいっていない状態**です。

注意散漫で集中力を欠くとき、とくに睡眠不足などで思考系脳番地が働かないときにミスをしやすくなるのは当然で、十分な睡眠や体調管理が大事なのはいうまでもありません。**見落としがちなのは、感情系がそれを阻害している場合**です。「自分を責める」ことでいやな気分から抜け出せないというのは、感情系が強く働いている状態です。それによって思考系や運動系への伝達がにぶくなれば、ミスをしやすくなる状況が脳内に生じてしまうのです。

ミスを繰り返すことで、またミスをしてしまうのではないかという不安が強くなります。それによってさらに思考系→運動系の回路がうまく働かなくなるため、何度も同じミスを繰り返してしまうという「負のサイクル」を起こしやすくなるのです。

■周囲とのコミュニケーションがミスを減らす

そうした負のサイクルから抜け出すには、感情にとらわれないこと、つまり「自分を責めないこと」が大事なのですが、そうは言っても、すんなり気分を切り替えるというのはなかなか難しいものです。

そこでおすすめなのは、**人に頼って周囲とのコミュニケーションを増やすこと**です。ずっと同じ脳番地を使っていては、ミスをしやすい回路からは抜け出せません。

そのため、コミュニケーションをとるという、自分だけで処理しないようなプロセスを加えることで変化をつけるのです。

たとえば頼まれ仕事であれば、いきなり取りかかる前に、まずは上司にプロセスを確認しましょう。その上司が得意な仕事かどうかは関係ありません。たとえ相手が門外漢であっても、**自分の仕事が客観的にわかる時間をつくるということが大事**です。

私の場合は誤字・脱字が多いため、文章を書く仕事では自分だけで処理せず、スタッフや関係者に確認してもらうというワンステップを増やすようにしています。

大きな事故のほとんどはコミュニケーション不足が原因だといわれています。「これは危ないかも」と事前に危機を予測できていた人がいたとしても、その人が下の立場だったりすると、声を上げにくかったり確認が疎かになってしまいがち。それをニュートラルに確認できる環境を、周囲を巻きこんで整えておくことが重要です。

失敗しない完全な脳というものはつくれません。失敗やミスを減らすためにプロセスをどう増やしたかが重要なのです。かの村上春樹氏も、原稿を書き上げたらまず妻に読んでもらうそうです。第三者の視点が入ると、より質の高い作品になることを知っているのでしょう。あなたも、自分の脳の使いかたをどんどん他人に見せましょう。**自分だけでは精度が向上しない仕事も、人の力をうまく取り入れれば前進できます。**

成功脳になる
正しい脳の使いかた！

ミスが怖いときほど、他人に頼るプロセスを増やす

30

物事の本質を見抜くには？

○

成功脳の人は
「表現」よりも「直観」を重視する

×

ざんねん脳の人は
「直観」よりも「表現」にこだわる

以前、英語である論文を書いたときに、当時の女性上司に見せたところ、「あんた、ロクに英語もできないのに、なんで論文なんて書こうと思えるわけ!?」と、内容の良しあしとは関係のない手厳しい非難を受け、落ち込んでしまったことがあります。ところが、その論文を査読した海外の専門家はみな絶賛し、私のつたない英語文の修正案まで提示してくれました。

このように、論文であれば研究データが大事で表現は二の次という見かたがある一方で、人によってはうわべの表現しか見ていないということも事実です。

しかし、海外の専門家のように、何が「コア」であるのか、その本質を見逃さないことのほうが大事なのです。「コア」がないまま、表現だけに注力しているとうまくいきません。**たとえ表現が稚拙でも、その技術は時間をかければ解決できます。**

私は雑誌やテレビなどで脳に関する取材を受けることも多いのですが、インタビュアーによっては、文章はうまくても「わかってないな」と感じることがあります。同じような脳の話をしたのに、どこかで見たような記事になることもあれば、「こう受け取るのか!」と私も感心するほどの新鮮な記事になることもあります。

受け取りかたが大事なのです。そのときに何が「コア」なのかを見抜いている人は、文章が未熟であっても感動を伝えることができます。

自分の受け取りかた、つまり「直観」を大事にしてください。よい仕事ができるかどうかはもちろん、その後の人生観などすべてが受け取りかたに影響されるからです。

■「直観」を表現するには時間がかかる

「相対性理論」を提唱したアインシュタインも、そのアイデアは10代で見つけていたといわれます。それを表現する数学に出合ってから、伝えるまでにはさらに多くの時間がかかりました。そのとき「直観」を今表現できないからと新鮮さを忘れてしまっていては、その後の歴史的偉業は成し遂げられなかったでしょう。右脳から始まったイメージを、時間をかけて人に伝わる方法で表現できるようにしたのです。

そのことを理解するために、クイズを解いていただきましょう。

次ページの絵は、2人の探検家が生物を見つけたときの状況を描いたものです。

さて、彼らが見つけた生物とは何でしょうか?

この問題は、**右脳で受け取ったイメージを左脳で言語に変換する**パズルです。

右脳のイメージを左脳の言語に変換するパズル

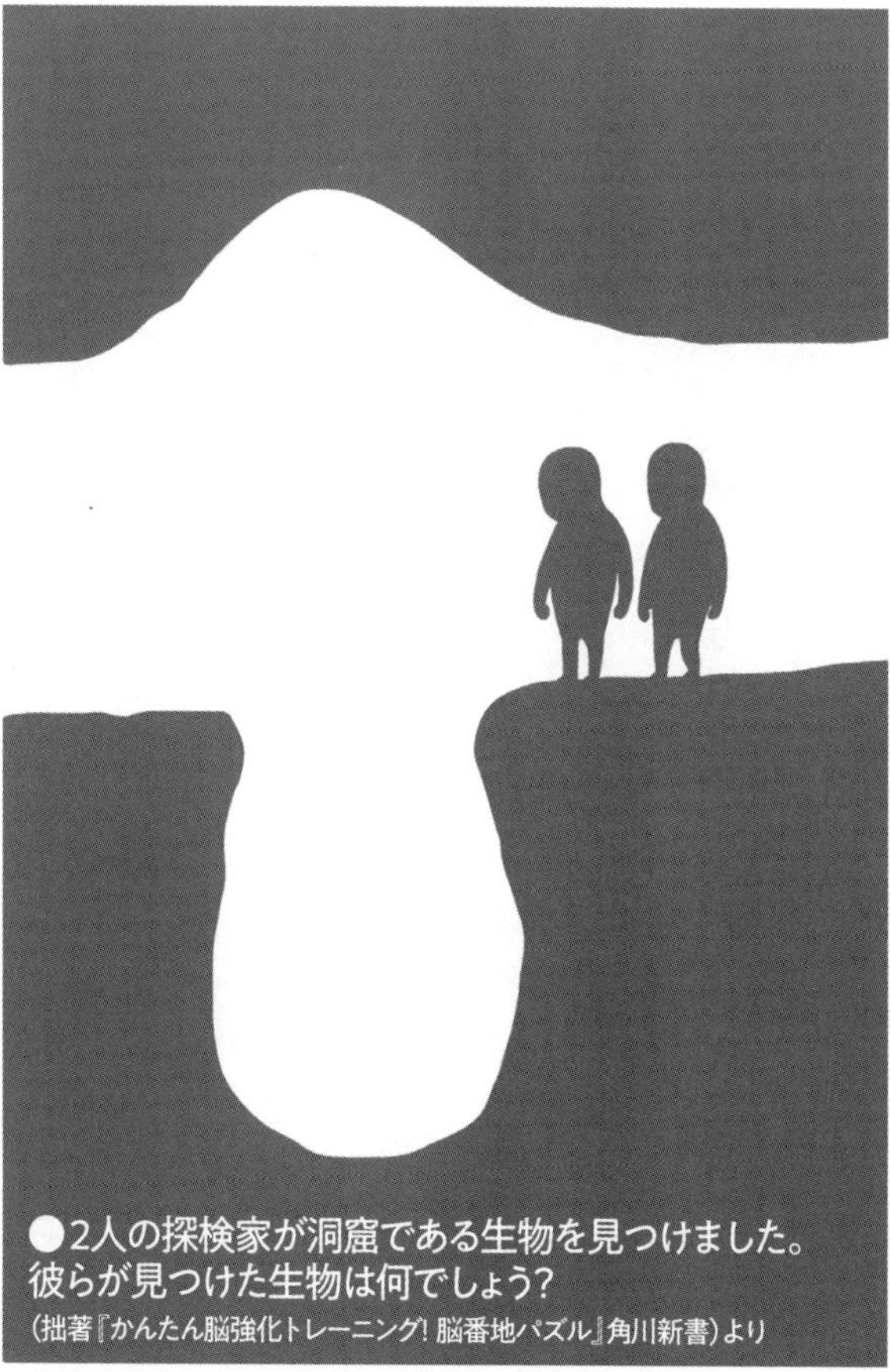

●2人の探検家が洞窟である生物を見つけました。
彼らが見つけた生物は何でしょう?
(拙著『かんたん脳強化トレーニング! 脳番地パズル』角川新書)より

答えは「へび」です。洞窟の形と人物が「へび」というひらがなになっているのが見えますよね。答えを知れば「なんだ、そんなこと」と思えるような簡単な問題ですが、実体として存在しても、イメージを言語に変換するには時間がかかります。

アインシュタインが「相対性理論」を発表した1905年当時、脳科学はブラックボックスで「骨相《こっそう》占い」（編注＝頭部や顔面の骨格で運勢を占う）でしかありませんでした。

時代はめまぐるしく変化し、現在では、多くの人々に脳の秘密を伝えられるようになりました。しかし、大きな成功ほどひとりの努力ではなし得ないことであり、偶然的要素にも左右されます。それでもすべては個人の「直観」から始まります。

「進化」のスタートは、言語では語りかけてくれないのです。

成功脳になる
正しい脳の
使いかた！

自分にしかない
新鮮な「直観」を大切にする

Step 5

「習慣力」で、日常すべてを成長に変える

31
夢を実現できる人になるには？

○
成功脳の人は
目標を設定し、「数値化」して自己評価する

×
ざんねん脳の人は
漠然と考え、具体的なゴールを設定しない

成功するためにもっとも大切なことは「未来から来た人になる」思考をすることです。言い換えれば、自分が設定したゴールから、すべての行動を逆算して考えていくということです。

目標が具体的でないと、脳はいつまでも取りかかる準備を始めません。あなたも、〆切間際になってようやく取りかかって、「あと1週間あればなんとかなったのに……」と、いつも後悔していませんか？

脳は、漠然と考えているだけでは、いつまでたっても行動に移そうとはしません。

「最近体力が落ちてきたから身体を動かさないとな」「やっぱり英語くらいは話せるようにしておかないと」と、あいまいに考えているだけでは脳は働かないのです。

1年後（あるいは10年後）の自分が「マラソンを完走する体力をつけている」「TOEIC®で800点をとっている」など具体的なゴールを設定しましょう。

そして、目標を達成している〝未来の自分〟が、〝今の自分〟に何をやってもらいたいのかを逆算で考えるのが「未来から来た人になる」という発想です。

■数値化すれば今の状況が正確にわかる

具体的には、自分の置かれた状況を必ず「数値」に置き換えて、できる限り正確につかむということです。私の場合、目標までの日数と月数を正確に数えて、「今日は345日目で12カ月前だ」とか「あと408日で14カ月を切った」というように管理しています。

たとえばTOEIC®で800点をとるという目標を設定したとしましょう。目標を達成するための問題集を買い、試験日から逆算して○月○日までに計3回演習しようと計画を立てました。1日あたりに直すと○ページです。そして、これを遂行するにあたっては、

・現在、目標達成率は何%か
・予定スケジュールから何%遅れて（進んで）いるか
・遅れを取り戻すにはどうすればよいか

――といったことを定期的にチェックしていきます。

それらの具体化した数値を手帳に書き込むなどして、できれば毎日、少なくとも週に一度は振り返るようにするとよいでしょう。そうすると新しい気づきが生まれます。残りの日数もつけると、1日のモチベーションを保てるため、できるだけ細かい進捗状況を記録していくと効果的です。

定期的に目標達成率を振り返り、少し遅れがあるならペースを上げるなど対処することで、〆切間際に焦るということがないように自分を律していきます。

■数値で自己評価する習慣を身につける

「今すべきことが見当たらない」のであれば、「夏季休暇でスウェーデン旅行に行くために12カ月（1年）で50万円貯める」などの目標でもかまいません。趣味であっても、数値で客観的に把握する習慣が身につけば、仕事においても「やる気が出ない」「追い込まれてテンパってしまう」といったことはなくなります。

「見識を広げるために異業種の人と会う」と決めたら、いつまでに何人に会うのかを

定期的に数値をチェックする

年間カレンダー

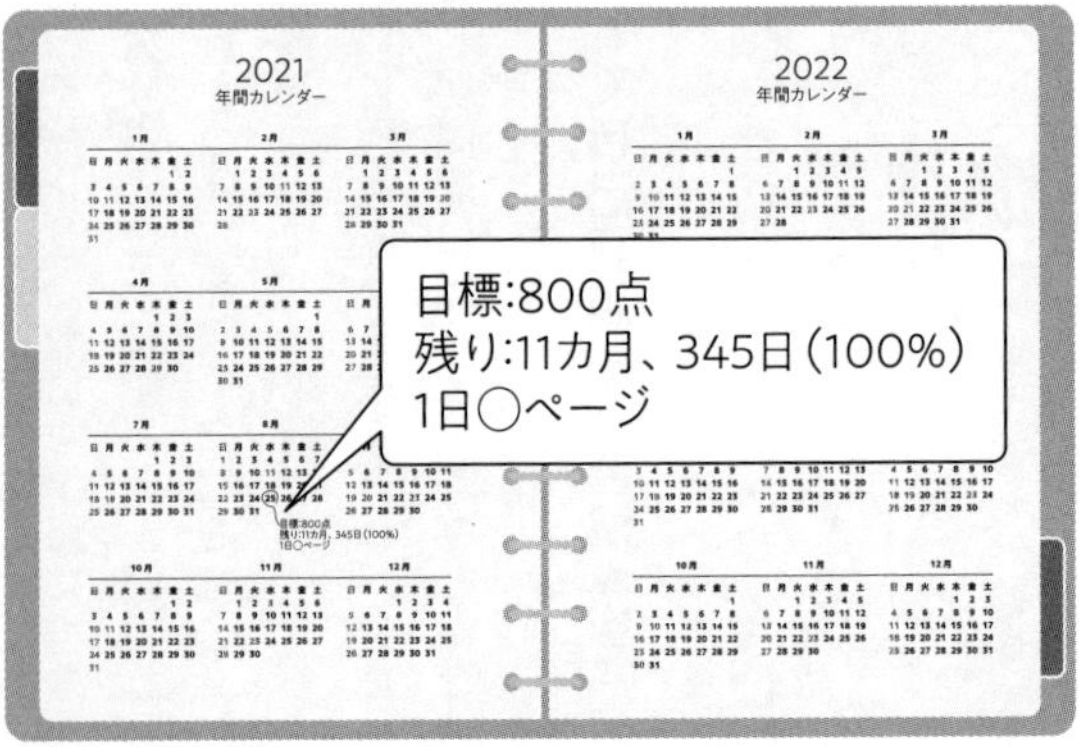

月間カレンダー

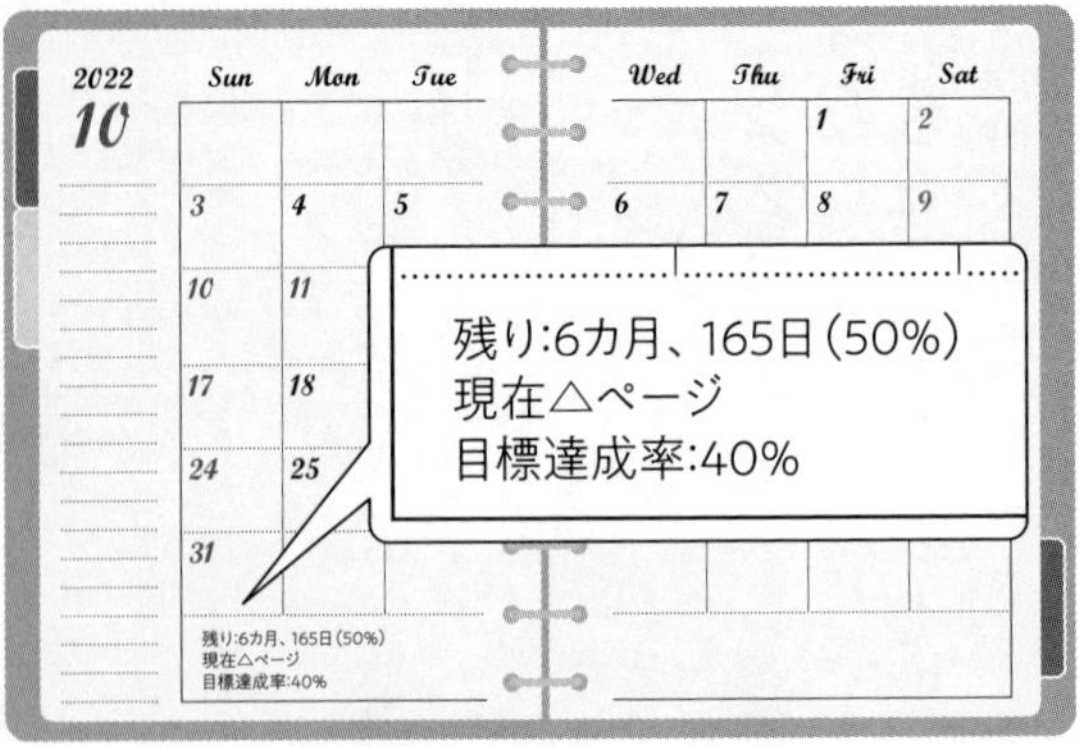

月、日単位でしっかりと数値化。
できれば毎日確認しよう!

記録します。そうすれば、「残り○日で、まだ50％しか会っていないじゃないか」と、具体的に自己評価する脳の使いかたが身につくのです。

厳しい言葉を自分に向けたり、怠惰な自分だと落ち込むよりもその場の状況に即して一歩でも前に進むための具体的な対策を考えることで、はるかに「夢」に近づく自分になれるのです。

成功脳になる
正しい脳の
使いかた！

大事な目標ほど、数値化して考える

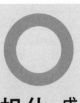

32

複数の仕事をこなすには？

○

成功脳の人は

仕事は同時に進め、相乗効果で高め合う

×

ざんねん脳の人は

仕事はひとつずつ片づける

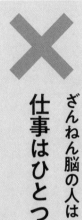

私は、数値でのチェックに加えて、複数の仕事や論文を同時に処理するために**「二重らせん思考」**（207ページ参照）と**「TTマップ（タイム・アンド・タスク・マップ）」**（209ページ参照）という図をつくっていました。これを使いこなすことで、ひとつのことに集中しても、無関係なことにも柔軟に対応できます。さらに多くの課題が出てきても、一つひとつのクオリティを下げずに遂行できるようになります。

二重らせん思考というのは、一つひとつの課題を順番に終わらせるのではなく、さまざまな脳番地を使いながら同時進行させ、思考を深めるという脳の使いかたです。

私が小児科医として勤務していた頃は、最先端の研究テーマを追いかけ、国際学会に参加し、多くの論文を書きました。現在は医師、研究者、経営者、作家、夫（父親）として複数の課題を同時にこなしています。どれかひとつを優先するのではなく、いくつもの課題が互いに作用し合い、その相乗効果で高めていくのです。

■「二重らせん思考」と「TTマップ」で複数の目標を管理する

「二重らせん思考」は、一つひとつのテーマを「線」として考え、DNAの二重らせんのように、並行する複数の線が、らせんを描くように流れていくイメージです。

こうして別々のテーマを同時に進めていくと、アイデア同士の化学反応が起こるために思考が深くなり、思わぬ発見をすることがあります。

複数のことを同時にこなす（いわゆるマルチタスク）よりも、その都度ひとつのことに集中するほうが効率がよいという報告もありますが、私の場合は、複数を追いかけながら課題がいよいよ完成に近づいてきた段階で一気に集中するほうがよいようです。

経験上、どんなプロジェクトでも最終段階になってはじめて気づく課題が生じます。その点、最初から二重らせん思考をしていると、最終局面の課題にもいち早く気づき、対策をとりやすくなるので、とくに成果の質という面で優れているといえます。

また、複数のテーマを追っていれば、〆切までの時間的余裕があり、何兎も追っているという心理的余裕を持てます。ひとつのことだけに集中していると、それが成功（完成）しなければ次はないのですから、不安が大きくなるのです。

事実、私もアメリカで研究していた際には、それに懸けていたために単独思考をしていましたが、「これが失敗したらどうなるのか？」と余計な不安が湧き、多くの無駄な時間を費やしました。

二重らせん思考でアイデアを高める

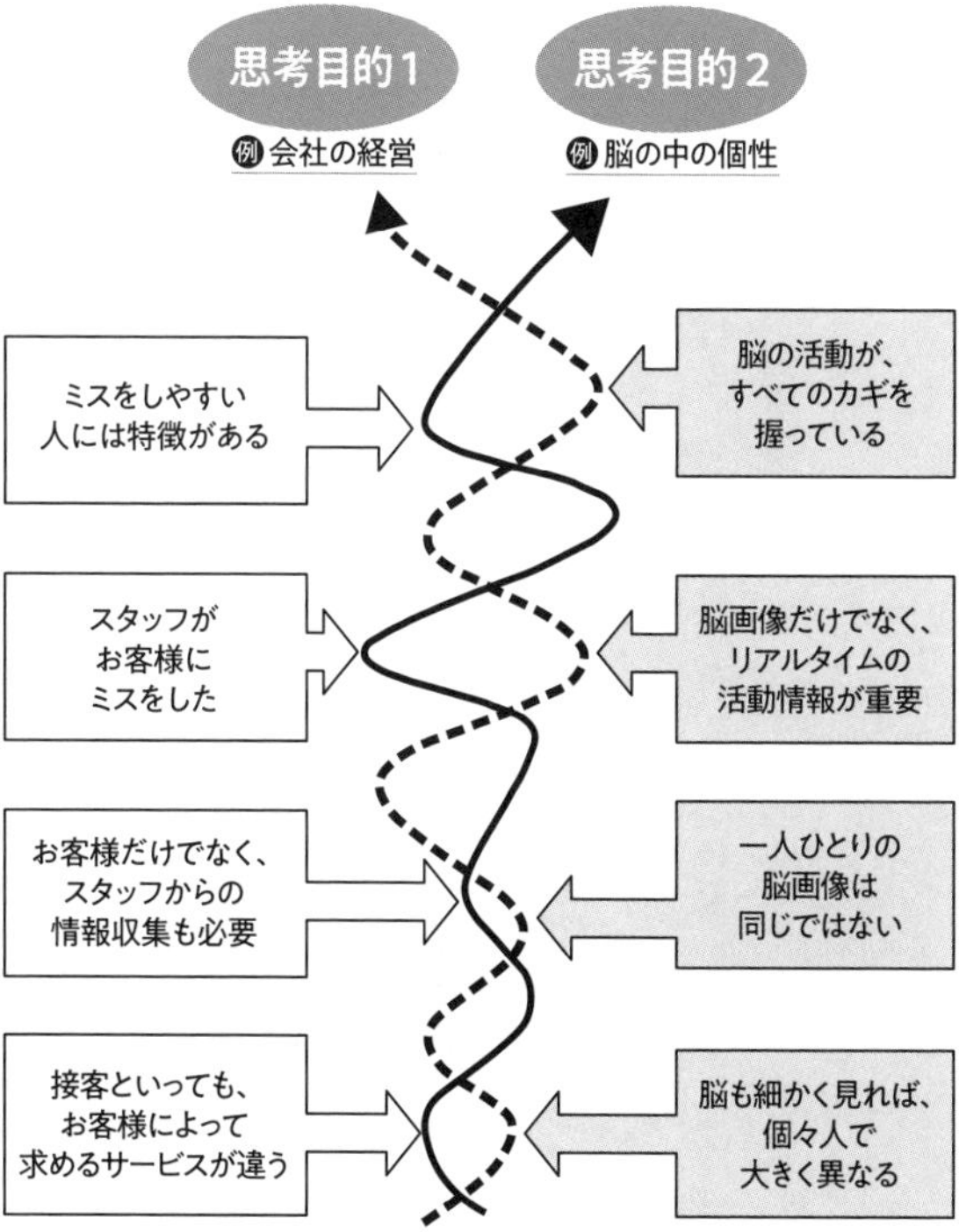

思考目的1
例 会社の経営
思考目的2
例 脳の中の個性
ミスをしやすい人には特徴がある
脳の活動が、すべてのカギを握っている
スタッフがお客様にミスをした
脳画像だけでなく、リアルタイムの活動情報が重要
お客様だけでなく、スタッフからの情報収集も必要
一人ひとりの脳画像は同じではない
接客といっても、お客様によって求めるサービスが違う
脳も細かく見れば、個々人で大きく異なる

2つの軸をクロスするように、思考を高めていく

この二重らせん思考を管理するのが「TTマップ」です。

左ページの図を見ていただくとわかると思いますが、多くの案件を「苗」に見立て、その成長度合いを管理しているというイメージです。おすすめなのは、長期的なキャリアを書き出してみることです。とくに30代ともなると恋愛、結婚、出産、転勤、昇進、転職、家の購入、親の介護……といった出来事が洪水のように押し寄せます。そうすると、本当は何をしたかったのかがぼやけてしまうのです。

TTマップは、縦軸に「仕事」「家庭」「趣味」「健康」など複数の目標を書き出します。横は時間軸で、それぞれの達成度を書いていきます（図は私の実際のもので、研究者、経営者としての複数の長期的なプロジェクトを管理するために使っています）。

細かい書きかたにこだわる必要はありません。それぞれの「苗」を脳に描くことが大事なのです。「最近は仕事ばかりで、健康管理が疎《おろそ》かになっているな」「そろそろ持ち家を買うために、趣味への投資は制限しないと……」など、TTマップを見ながら、あなたが人生にとって大切だと思うものをそれぞれ育てていくのです。

また、このTTマップの利点について私が20代のときに感じたのは、自分のモチベーションも管理できるということです。

TTマップで複数の事象を「見える化」する

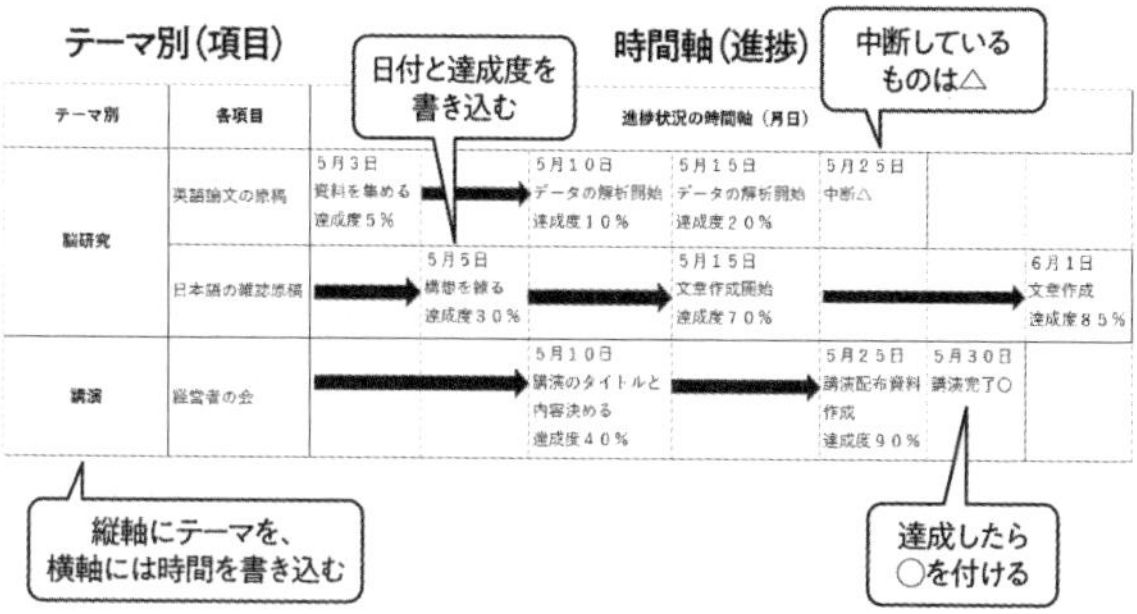

たとえば自分のやりたいことと、周りから押し付けられる仕事ではモチベーションがまったく違います。現実問題として指示されたことはやらなければならないし、やりたいことができないというストレスも増えます。そして、それは物事の進捗状況に知らず知らずに大きく影響します。イヤなことは進みにくいのです。

そのときにこのＴＴマップがあると、やらなければならない仕事をこなしながらも、「自分のやりたいことは、今これだけ進んでいるんだ。何もできていないわけではない」と目に見える形で確認できるので、複数のプロジェクトの進捗状況に折り合いがつけられるのです。つまりTTマップは、頭の中で折り合いがつくことで心が整理されるのです。

また、仕事の管理に応用すれば、「これは生活のための仕事（苗）」「こっちはあとで休みをとるために進めている仕事（苗）だ」などと考えることで、結果的にすべての仕事にプラスのエネルギーで向かうことができます。

多くの雑務に振り回されている人ほど目の前の仕事に精一杯で、精神的にも疲弊します。しかし、こうして**一つひとつの仕事を書き出し、進捗状況やその意味を理解することで、仕事もプライベートも充実させることができる**のです。

また、細かく進捗を把握することで、途中経過であっても脳が達成感を得られるようになります。そのため、日々の仕事に追われて疲弊することも少なくなるのです。

成功脳になる
正しい脳の使いかた！

一つひとつの仕事を見える化し、進捗もモチベーションも管理する

33

身体と脳の健康を保つために…

○

成功脳の人は

身体を動かすための時間をつくる

×

ざんねん脳の人は

時間があるときだけ身体を動かす

脳にとって健康で快適な環境づくりが重要なことはいうまでもありません。健康のためにどのような食事や運動を心がけるかは、ほかの専門家の書かれたものを読んでいただくとして、「成功脳のつくりかた」という点から、とくに運動を習慣とすることの利点を解説します。

ここまで読んでいただいた方であればおわかりのように、ふだん仕事や勉強で使う脳番地とは別の運動系が働くという利点があります。しかし、それだけではなく、身体を動かすことには見過ごせない利点が3つあります。

■身体を動かすことの3つの利点

ひとつめは、**自分が動きながら情報を得る能力を伸ばせる**ことです。

スポーツで結果を出すためには、序章で述べた「周りの状況を察知する」「見て盗む」「まず行動する」「身体で覚える」という非言語情報の処理が欠かせません。とくにチームの競技であれば、複雑な人間関係をまとめ上げ、不確実なことの連続である試合展開を読み、自分の置かれた状況と役割を分析していかなければならないからです。

スポーツのようにダイナミックな脳の使いかたは、動かずにネットから情報を得られる現代ではとりわけ重要になっています。**不測の事態に対しての臨機応変な問題解決能力は、座学だけでは身につけられない**のです。

運動部出身の人、いわゆる体育会系がなぜ企業側に好まれ、比較的成功しやすいかというと、スポーツを通じて「成功脳」が育てられているからです。

2つめは、運動をするとおのずと日々の「振り返り」をすることになります。**自分のやったことを客観的に振り返る**ことは、脳の成長にとって非常に重要です。

たとえば私が陸上競技をしていたときには、トレーニングで砂浜を走っていました。土のグラウンドよりも負荷がかかって足腰が鍛えられるという効用もありましたが、それよりも、砂浜に刻んだ足跡を振り返りながら見て、自分の走りかたを分析するためでした。私は少しでも速く走れるようになりたかったので、歩幅の変化や足の向きをチェックしていたのです。

スポーツに打ち込んでいると、自分のプレーや状態を振り返る機会が増えますから、脳を伸ばすことができるのです。

そして3つめは、**運動系脳番地は脳のど真ん中にヘアバンド状に位置しているので、他のさまざまな機能の脳番地と結びつきやすい**ことです。身体を動かそうとすれば、単純に運動系脳番地だけを使っているわけではないのです。

■運動すると持続性と集中力が高まる

仕事ができる人ほど走ることやジムで汗をかくことを日課としている人が多いのには、もうひとつの理由があります。運動すると持続性と集中力が高まるのです。

ジョギングでもウオーキングでもテニスでも（運動の種類はなんでも）いいのですが、行なうときには「スタートとストップ」を明確に意識するとよいでしょう。

たとえばバスケットボールのサッと動いてピタッと止まる動きをイメージしていただくといいかもしれません。多くの人々は、「疲れたからそろそろ終わろう」というタイミングで運動をやめます。そうではなくて、「よーいドン！」で始めて、決めていた終了時刻が来たらピタッと終了するようにコントロールすると、ＯＮとＯＦＦの切り替えができるようになります。自分がやりたい行動のＯＮとＯＦＦができると仕事の処理速度が向上します。

ウオーキングをするなら、1日7000歩以上を目安にするとよいでしょう。1週間に5万歩以上が必要です。これよりも少ないと自分の日常活動が低下して、脳と身体の働きが鈍くなる可能性があります。

また、朝は朝日を見る、夕方は夕日を見るような生活習慣を心がけてください。自然界の法則（変化）に沿って生きていくことが、コンディションを整えるとともに、理解系脳番地を伸ばすためにも大事だからです。

そして、朝会った人には顔をよく見て、目を合わせて、はっきりと挨拶しましょう。朝の挨拶は、自分の脳を覚醒させます。

成功脳になる
正しい脳の
使いかた！

軽く汗ばむ程度の運動を日課にする

34

将来のために、お金をどう使う?

○
成功脳の人は
将来の選択肢を増やす「投資」をする

×
ざんねん脳の人は
将来に備えて「貯金」をする

「お金」の使いかたとしてもっとも大切なのは、目先のお金にこだわることではなく、世の中に対する自分の見かたを変えるために使うことです。

私がそのことに気づいたのは、患者を受け持つ医師たちに対してボランティア同然の費用でやっていた「MRIの脳診断」をやめて、仕事として対価をいただくことにしたのがきっかけでした。

当初、脳診断をボランティアでやっていたのは、私が独自に開発した加藤式脳画像診断法（脳相診断）を早く世間に普及させたほうがいいと思ったからなのですが、20年やっても思うように普及しなかったのです。なぜなら、ボランティアだったからです。

世界で自分しかできないことなのに、それまで値段がついたことがなかったという理由から、自分で値段をつける勇気がなかったのです。**自分自身が高い価値を認めていなかったのですから、世間がその素晴らしさをわかってくれないのは当然**です。

そこであるとき、思い切って同業医師にも患者・一般のお客様にも診断料と面談料を設定することにしました。すると、「そんなものがあるのか？」と注目を浴び、有料にもかかわらず、それまでよりも多くの人々が興味を持ってくれました。脳診断で対価を得られるようになったことで、設備投資やスタッフを雇うといった環境改善も可能になりました。何より私自身も脳診断に専念することで貴重な経験を得ることができ、より価値を高められるようになったのです。

「無料ですら人が来ないのなら、やっても意味がない」と、目先の利益しか見ていなかったら、その後も多くの人々に必要とされることはなかったでしょう。お金は社会での重要な価値基準です。しかし、**それも自分で変えられるのだと認識することが大事**です。

■「目先の利益」だけにとらわれない基準を持つ

物の流通、物の価格というのは不思議なものです。価値がなければ、自分が「すごい、すごい」と言っても相手にされないものです。とにかく安いものが欲しい人は、価格の安さに重きを置きます。逆に自分にとって価値があると感じれば、価格は問わないという人たちもいます。

次男が中学受験を控えた小学6年のとき、父子2人で海外旅行をすることになりました。わずかな滞在期間だったこともあり、ふだんなら泊まらない贅沢なホテルに宿泊することにしたのです。宿泊費はいつもの倍以上というホテルではありましたが、ふだん気軽に泊まれるホテルとは違う贅沢なホテルに泊まることで〝比較する目〟〝見極める能力〟が養われると期待したのです。

次男はいつもと違う基準を獲得したことで、私の狙いどおり比較を始めました。立地、設備、サービス、さらには宿泊客までが違います。その後は、「この部分は、目の前にある豪華なホテルと遜色《そんしょく》ないね」「ここは値段相応かな」などと自分なりに見極め始めたのです。

今、私が学会参加のために海外へ行くときには、可能なかぎり息子も同行させます。宿泊先では「このホテルは、もっとお金をとってもいいね」「このホテルは、立地のよさ以外は金額にふさわしくないよ」と自分なりの物差しをつくり、脳を進化させています。

子どもにとっては贅沢すぎる経験ではありましたが、「新たな基準」を持つという点では非常に有意義になったことはいうまでもありません。私がお金を支払ったのは、子どもに贅沢をさせるためではなく、新しい基準をつくるためです。もし、また贅沢をさせてほしいと言うならば、自分で稼ぐようになって自分のお金で行ってくれればよいだけです。

社会に出れば、お金の使いかたも自由なのです。それなのに、贅沢はできない、もっと安くすませる方法があると、さもそれが当然であるかのような考えの人が多いのです。それもひとつの基準ではありますし、まして贅沢を推奨したいわけでもありません。しかし、それだけの基準しか自分の中になくては、かつての自分がそうであったように、安ければ安いほどよいという見かたしかできないことになります。

何に対してお金を支払う価値があるかを知るためには、「目先の利益」にとらわれない基準を持つことが大切なのです。

■「リターンの回収」は急がない

お金に関してはもうひとつ、結果をあまり急がないことです。

つまり、**投資のリターンは、すぐに回収できるかどうかを基準にしないほうがよい**ということです。

たとえば海外旅行に数十万かけたとしても、セミナーや講演会に足を運んで高い受講料を払っても、すぐに役立つことは少ないでしょう。しかし、そのときに自分が行動したことが、時間が経ち、40代、50代になってくると新しい意味を持つようになります。世の中を客観的に見る経験や力になっていくのです。浪費ではなく、将来の自分への投資だと感じたことには積極的に費やすべきです。

自分が支払ったお金の価値を見出せるのは、実はもっと先かもしれないということを覚えておきましょう。

成功脳になる
正しい脳の
使いかた!

目先の利益ではなく、将来の自分に投資する

35

「仕事」と「休み」の理想的な関係とは？

○

成功脳の人は

忙しいときでも休みをとる

×

ざんねん脳の人は

休みより仕事を優先する

今は世の中が自閉傾向にあり、人々の頭もどんどん左脳化しています。

とくにスマートフォンが普及してからというもの、多くの人々は仕事以外のほとんどの時間――電車の中やトイレや風呂、あるいは家族とリビングにいるときも、インターネットにつながっているような状況です。

現実のコミュニケーションが減り、その代わりとしてSNSなどで他人と交流しているといっても、基本的にやり取りは文章です。そのため、自分の目で外を見て、相手を見て、声に出して話をするというチャンスがどんどんなくなっています。**人間の脳は、声に出して相手とやりとりをすることで、脳の中で複数の脳番地を同時に使い、頻繁に脳の切り換えをしている**のです。

スマホはすでにインフラとして日常生活に欠かせないものとなっているため、その弊害を実感することは難しいと思いますが、ネット依存症として問題視されるスマホ**ゲームをやめられない人というのは、毎日欠かさずゲームセンターに通っているようなもの**です。長時間同じようなことを、同じ仕組みの中でやり続けるのは、脳の切り換えが少なく、だれの目から見てもおかしなことです。

つまり、ネットの閲覧・ゲームは、リアルな体験にくらべて脳が活動する範囲が限定的で狭く、まるで貧乏揺すりをしていることと大差ないのです。加えて、相手のあるコミュニケーションであっても、対面して表情や声音といった非言語情報が交わされないのではまったく別物だと理解するべきです。

■3日以上の旅行に出る

同じ脳番地しか使われないと脳はしだいに疲弊してきます。しかも、肩こりや腱鞘《けんしょう》炎《えん》などの身体の疲労にくらべて自覚症状がありません。

仕事で忙しい人の場合も、脳番地の活動範囲が狭くなりがちです。週末には趣味やレジャーに出かけて、仕事とは別の脳番地を使うことで脳をリフレッシュする習慣を取り入れましょう。

なかでも**おすすめなのは旅行です。しかもなるべく3日以上にわたるものがいいでしょう。**

ふだん浴びている情報を遮断して、自分の状況を把握すると、脳がいつもと違う刺激を受けるので、気分がリフレッシュされるだけでなく、ふと新しい考えが浮かんでくるなど脳の使いかたも変わってきます。

ホテルに泊まると部屋の家具やベッドなどがすべて違うので、家での生活習慣とはまるで違ってきます。しかもスケジュールも毎日違います。

当然、自分の動きを変えなければならなくなるので、日常では意識しない「自分の状況」をイヤでも把握することになります。ふだんと違う行動をとることによって、全身の筋肉の使いかたも変わります。きょろきょろして歩き回ることで歩数が多くなり、足腰が鍛えられ、頭を上げている回数が圧倒的に増えます。

とくに海外なら、日本人とは価値観がまったく違う不思議な人、怪しげな人も大勢います。

国内にいると自分が考えていることは他人にも共有してもらえると思いがちで、他人も自分と同じように脳が発達していると幻想してしまいます。しかし、それぞれの考えかたや価値観というのは、脳の成長のしかたによってまったく違います。

常日頃周りにいる「似た者同士」ではない人々（の脳）と交流することで、観察力や分析力も磨かれ、休んでリフレッシュしながら脳の成長にもつながるのです。

■脳は休ませたほうがよく働ける

どうしても**そんな余裕はないというのであれば、近くのホテルに週末だけ泊まってみるとか、場所を変えるだけでもかまいません。**あるいは自分の好きな習い事を始めて、週に一度は残業せずに帰る日を強制的に組み込んでしまうのもよいでしょう。

私も勤務医時代には目が回るような忙しさでしたが、毎週木曜日の午後を自分の好きなことに充《あ》てられる研究日という制度があり、その午後を確保するために、しなければならない仕事を別の日に振り分けることに脳を使いました。

あなたも自分の研究日を設けましょう。そうすることによって、忙しい日々に流されないための対策になります。

人の脳は、同じ部位ばかり使われ続けると疲労を感じます。血流が悪くなり、酸素供給がうまくいかなくなるからですが、脳全体が疲れているわけではありません。違う部位を使えば、クールダウンして疲れもとれます。たとえばイルカは「半球睡眠」といって、左右の脳を交互に休ませることで、人間のような睡眠をとる必要がなく泳ぎ続けることができます。

できるだけ仕事とは違う脳を使うためにも、自分にご褒美を与え、同時に能力を高めることが大切です。

自分で**仕事の段取りをつけることや、旅行の行程を考えることで、学生時代には鍛えられなかった「企画力」や「実行力」が磨かれる**ことはいうまでもありません。

真面目な人ほど「忙しいのに旅行なんて」と、ロクに休みをとろうとしませんが、仕事にもよい影響があるはずだと考えかたを改めましょう。

日本人は真面目で勤勉だと世界的にも評価されますが、脳科学的には**「休むほどよく働ける」**が正解なのです。

成功脳になる
正しい脳の使いかた！

積極的に休みをとって、非日常の刺激を取り入れる

36 脳の進化にも効く「コミュニケーション」の本質

○ 成功脳の人は
コミュニケーションは「記憶の共有」

× ざんねん脳の人は
コミュニケーションは「情報の交換」

Ｓｔｅｐ４でも述べたように、脳を進化させるためには、だれからも学ぼうとすることが大切です。そのためには、もう一歩踏み込んで、できるだけ多くの人に会うことを習慣としましょう。「成功脳」にとっては、他者とのコミュニケーションが大切なのはいうまでもありません。

■「同じ時間を共有した」という実感が親密さを深める

コミュニケーションにおいてもっとも大事なのは「同じ時間を過ごすこと」です。話しかたの良しあしではありません。同じ時間を過ごすということは、「同じ経験をして、脳に同じ記憶をつくる」ということです。

一方、インターネット上の交流が難しいといわれるのは、同じ記憶をつくりにくいからです。「婚活」を例にあげれば、まずデータで相手を選ぶことになるので、理屈としては本人よりも先にデータ自体に興味を持つことになります。データで選んでいると、そのデータよりも上位の条件の人が出てきたら、先に選んだ相手への興味は冷めてしまいます。

インターネットが普及したことで、人々の脳は以前よりもいびつ化して左脳化・自閉化しました。右の後頭部（右脳の視覚系脳番地）が使えないので、会話をしているときに相手と感情の交流がとりにくくなっています。相手のことを好ましいと思えるかどうか、非言語情報のレベルで判断できなくなっているのです。

男性も女性も、お互いの言葉でしか理解できなくなっています。だから、会っても会話がはずまない、平行線のままという男女が増えています。情報の交換はできても、脳に同じ記憶を持って共感するということがないのです。

男女間のコミュニケーションでなくとも、ビジネスシーンにおいても話がはずまない大きな原因は、相手の「企業」「役職」といった情報だけに気をとられて、非言語情報での興味を持てなくなっているからです。

やはり大事なのは感情の交流、直接のコミュニケーションです。

情報のやり取りではなく「同じ時間を共有した」という実感が親密さにつながるのです。

■「話す」よりも「聞く」をベースにする

コミュニケーションにおいてもっとも大切なことは、聞くことです。

私の場合、脳科学の知識を人に教える際に、コミュニケーションの本質としては、知識の共有は重要ではないと感じるようになりました。今ではあまり見られない口数の少ない職人的な師弟関係が、ときに親子以上に親密になる理由は、言葉によるコミュニケーションの量ではなく、継承された技術や知識に加えて、達成した喜びなどの感情が共有されているからです。

つまり、**思考と感情が一緒に動かないと本当のコミュニケーションとはならない**のです。お互いが同じように理解系脳番地を働かせ、情報をともに理解し、それを感情系脳番地でも共有する状態が、もっとも良質なコミュニケーションであるといえます。

少し抽象的な解説になりましたが、あえてひとつだけコツを挙げるとすれば、**「相手が言おうとすること」を、シチュエーションで理解すること**です。

言葉というのはいかようにも言い回せます。なぜ相手は、今、その言葉を選んだのか――という言語以外の情報を意識することです。そのためには、**話すよりも聞くことをベースにしたほうが理解が深まる**でしょう。

もうひとつ押さえておくべきなのは、「相性」というものが存在することです。

お互いに脳タイプの違う者同士は、やはり反りが合わない部分が生じます。同じように発達している脳番地を使うときには理解し合えますが、そうでない未発達な脳番地を使うシーンになると途端に齟齬《そご》が生じやすくなり、理解し合えないと感じてしまうのです。相手が違う脳タイプのときには、無理に合わせる必要もなければ、理解しようと努力する必要もありません。お互いが違うという事実を認め合うことです。

たとえば私は、相手と理解し合えないと思ったら、相手が何を言っても「この人がこう言うのは、脳がこういうふうになっていて、このような脳の使いかたをしているから仕方ないな」とすべて納得し、一方的に包含《ほうがん》しようと努めます。

すると相手も「共感できた」と感じ、お互いに親近感が湧くのです。**実際に共感できているかどうかはさておき、同じ記憶を共有することが大事**です。

「話すのが苦手」という人の場合、実は「人に好かれるかどうか」を気にしていることが大きな原因のひとつにあります。

相手のことを理解しよう、共感を得ようという思いとは裏腹に、自分の「よい情報」だけを押し付けようとする、一方的なコミュニケーションになっているのです。

一方、だれからも好かれる人ほど、「自分はこれでいい」と自然体になり、双方向のコミュニケーションが成立しています。

コミュニケーションの基本は、**対面で会って相手の話を「聞く」こと、そして記憶を共有すること**です。直接会うのが一番ですが、難しい場合はビデオ通話や、Ｚｏｏｍ《ズーム》などのオンライン会議システムを使ってもいいでしょう。非言語情報として、相手の表情など、微妙なサインを読み取ろうとする意識が大事です。オンラインでの対面であっても、同じ人と繰り返し会っていると、前回との違いに気づきやすくなります。

成功脳になる
正しい脳の使いかた！

相手と同じ時間（記憶）を共有する

おわりに

■他人を好転させる人になる

本書のテーマは「仕事も人生もうまくいくための成功脳をつくる」ことですが、誤解していただきたくないのは、私は学校教育で培《つちか》ってきた、本書でいうところの「ざんねん脳」を不要だと言っているわけではありません。ざんねん脳を育てることは、人の成長過程では必ず一度は通らないといけない必要なことです。

しかし、脳は同じ使いかたばかりしていると成長をやめてしまいますし、偏った優秀さだけでは社会的に成功するのは難しいのです。そこで、「自分は世の中のことを何も知らない人間なんだ」と思って、「成功脳」を育てていく必要があるのです。

本書ではそのための脳の使いかたをいろいろと解説してきましたが、この「おわりに」では補足として私が大切にしている信条を2つほど記しておきたいと思います。

ひとつは、「自分と会った人は必ずよくなる。自分は人をよくする出会いをつくる人間だ」と毎日、徹底的に思い続けることです。これを「好転思考」といいます。自分ではなく、他人が好転するのです。

私は母から「他人のことをよいように見なさい。何事もプラスに考えなさい」と言われて育ちました。それがなかなかできなくて、子どもながらに反論したこともあります。しかし、大人になって、他人の悪いところを探すよりも全部をよく見るようにしたら、逆に相手のことがわかるようになりました。そして、その人を好転させるために自分は何をしてあげられるだろうか？　という視点を持てるまでになったのです。

このことによって、相手の話をよく聞くだけではなく、全身全霊で相手の情報を収集する（理解する）という姿勢が身につきました。

今、私が脳を研究し、脳画像診断をしているのも、私がかかわることで以前よりも患者さんやクライアントの方々の脳が成長し、人生をよりよいものにしていただくことを望んでいるからです。

私は20歳の医学生のときに、病院で病気が治るだけではなく、むしろ病気になる前よりも元気になるような医療サービスを提供できないものだろうかと考えていました。

一時的に病気というハンデを負ったとしても、その経験があったからこそ逆に以前よりも好転するような医療を確立したいと思っていたのです。当時の学園祭でも、未来の病院像として、このテーマで発表を行ないました。

それから40年近くが経ち、学生時代に夢想したことが、脳を成長させる健康医療を実践する会社である「脳の学校」と、「薬だけに頼らない脳の処方箋」を診療目標とする加藤プラチナクリニックで本当に実現していることに感慨を覚えると同時に、読者のみなさんにも、自分の立てた目標に向かって揺らがずに努力をつづけてほしいと思っています。

■出会いの恩を大切にする

もうひとつは、これもありきたりのことですが、家族(や親友、恩人)を大事にするということです。

両親や祖父母、家族、また恩師や親友も含めていいと思いますが、この人たちを大切にできない人は絶対に成功しません。それは自分の歩んできた道、過去の人生史を拒否せず、尊重することでもあります。

夢に向かってまっすぐ進んでいくためには、家族を大切にし、周囲の人を喜ばせながら、自分の意志を尊重・応援してもらえる環境をつくっていく努力が必要なのです。

自分と一番近い人間が応援してくれない、あるいは自分を嫌っていたら、社会に出たときにそれだけでハンデを負うことになります。

身近な人間関係が悪いということは、嵐のなかで船を出すのと同じです。嵐のなかで成功しようとするから、すぐに転覆するのです。

先祖を敬い、家族を敬い、大切にする。友人を大切にする。身の回りで密かに陰徳《いんとく》を積む――。そうやって、自分に一番近い環境と、その環境をつくる人間関係とを豊かにしておくことが大事です。

自分の気持ちが安定して乱れないような生活環境をつくれば、自分がやりたいことを落ち着いて考えられるようになります。そういう意味では私は両親や妹とは仲がいいし、阿吽《あうん》の呼吸で助け合います。今でもそうです。

つまり、家族や友人を大切にするということは、脳を伸ばす環境をつくるための第一歩なのです。その環境が、自分の運を決めていくのです。自分の運をよくする秘訣は、家族や一番近しい人間関係を良好にしておくことであることを絶対に忘れてはいけません。

これは精神論に聞こえるかもしれませんが、すべて脳の使いかたに反映されます。たとえば家族や友人を大切にし、陰徳を積むことは、理解系脳番地や感情系脳番地を育みます。揺らぐことなく目標に向かって歩み続けることは、思考系脳番地と記憶系脳番地を伸ばします。「好転思考」を持って生きようとすることは、これらの脳番地に加えて、相手を理解するための視覚系脳番地や聴覚系脳番地、そしてよりよいコミュニケーションをするための伝達系脳番地が鍛えられます。

そんなことをイメージしながら、自分の脳を高めていってください。私は10代から毎朝、しずかに目を閉じて自分の未来を思い描いてから外出する習慣を続けています。日々の小さな行ないで脳は生涯成長していきます。

人生100年時代——。若い人も中高年の人も、勝負はこれからです。

加藤俊徳

本書は、PHP研究所より刊行された単行本『人生が劇的に変わる脳の使い方』を文庫収録にあたり、改題のうえ加筆・改筆・再編集したものです。

加藤俊徳（かとう・としのり）
　1961年、新潟県に生まれる。脳内科医・医学博士。加藤プラチナクリニック院長。昭和大学客員教授。株式会社「脳の学校」代表。発達脳科学・MRI脳画像診断の専門家。脳番地トレーニングの提唱者。14歳のときに「脳を鍛える方法」を知るために医学部への進学を決意する。1995年から2001年まで米ミネソタ大学放射線科でアルツハイマー病やMRI脳画像の研究に従事。帰国後、独自開発した加藤式脳画像診断法（MRI脳相診断）を用いて、小児から超高齢者まで1万人以上を診断・治療する。
　著書に、『アタマがみるみるシャープになる!! 脳の強化書』（あさ出版）、『部屋も頭もスッキリする！ 片づけ脳』（自由国民社）、『脳とココロのしくみ入門』（朝日新聞出版）などがある。
※著者によるMRI脳画像診断を希望される方は、クリニックの電話03-5422-8565までご連絡ください。
◎加藤プラチナクリニック公式サイト
https://www.nobanchi.com
◎「脳の学校」公式サイト
https://www.nonogakko.com

知的生きかた文庫

1万人《いちまんにん》の脳《のう》を見《み》てわかった！
「成功脳《せいこうのう》」と「ざんねん脳《のう》」

著　者　加藤俊徳《かとうとしのり》
発行者　押鐘太陽
発行所　株式会社三笠書房
〒一〇二-〇〇七二　東京都千代田区飯田橋三-三-一
電話〇三-五二二六-五七三四〈営業部〉
　　〇三-五二二六-五七三一〈編集部〉
https://www.mikasashobo.co.jp
印刷　誠宏印刷
製本　若林製本工場

ISBN978-4-8379-8706-2 C0130

知的生きかた文庫

世界のトップを10秒で納得させる資料の法則
三木雄信

ソフトバンクの社長室長だった著者が、孫正義社長仕込みの資料作成術の極意を大公開！　10種類におよぶ主要資料作成のツボと考え方が、これ1冊で腹落ちする!!

マッキンゼーのエリートが大切にしている39の仕事の習慣
大嶋祥誉

「問題解決」「伝え方」「段取り」「感情コントロール」……世界最強のコンサルティングファームで実践されている、働き方の基本を厳選紹介！　テレワークにも対応!!

「話し方」「伝え方」ほど人生を左右する武器はない！
櫻井　弘

「会話を盛り上げる質問」「話がはずむあいづち」「また会いたいと思わせるひと言」など、一生役立つ「話し方」の極意！あなたも今すぐ、話し上手になれる!!

コクヨの結果を出すノート術
コクヨ株式会社

日本で一番ノートを売る会社のメソッド全公開！　アイデア、メモ、議事録、資料づくり……たった1分ですっきりまとまる「結果を出す」ノート100のコツ。

指名殺到のスピーチライターが教える言葉のちからをつくる本
ひきたよしあき

博報堂で数々のCM制作に携わってきた著者による言葉磨きの極意。自己表現力、企画力、説得力など、シンプルでもキラリと光る「言葉遣い」のヒントが満載！

C50417

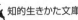